Prof. Dr. Martin Hörning/Jens Meyer-Wegener

Johanniskraut

Licht im Dunkel der Depression

Schlafstörungen, nervöse Unruhe und
Angstzustände natürlich behandeln

Mosaik Verlag

Inhalt

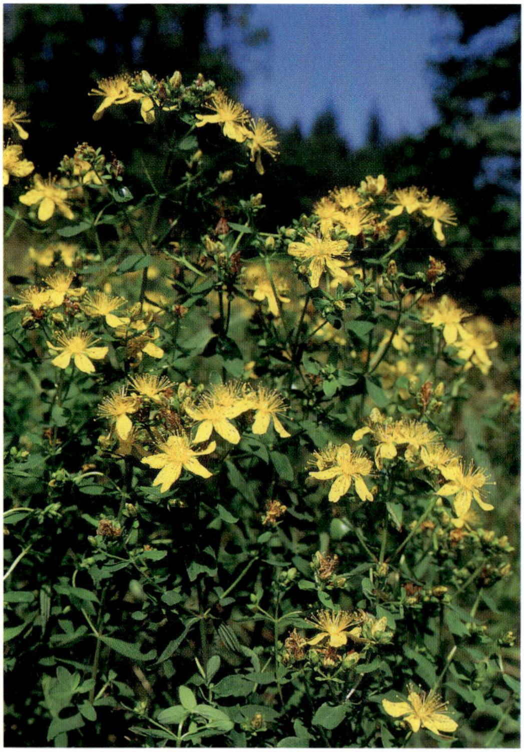

4 **Einleitung**

6 Von der Heilpflanzenkunde zur Phytopharmakologie

8 **Die Geschichte einer Pflanze – eine Pflanze macht Geschichte**

8 Johanniskraut in der Antike

10 Johanniskraut – die Lichtpflanze der Germanen

11 Johanniskraut im Mittelalter

14 Mythos und magische Kräfte einer Heilpflanze

16 **Anmerkungen zur Botanik**

22 Wo und wie die Pflanze wächst

22 Kaufen, sammeln oder selbst anbauen?

27 **Hypericum – neue wissenschaftliche Erkenntnisse**

28 Die Inhaltsstoffe des Johanniskrauts

34 Wirkungsmechanismus und Wirksamkeiten

42 Risiken und Nebenwirkungen

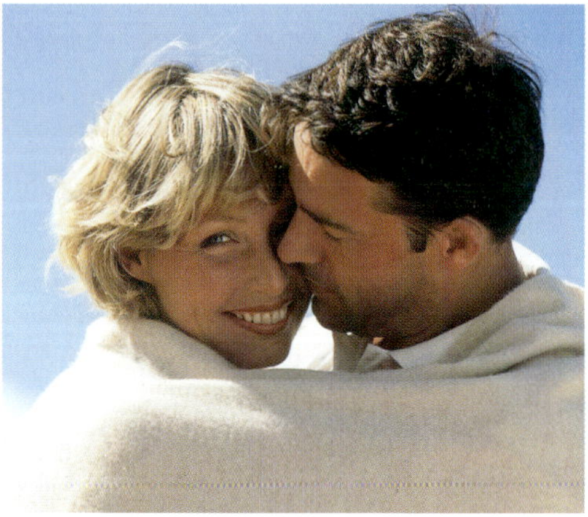

Inhalt

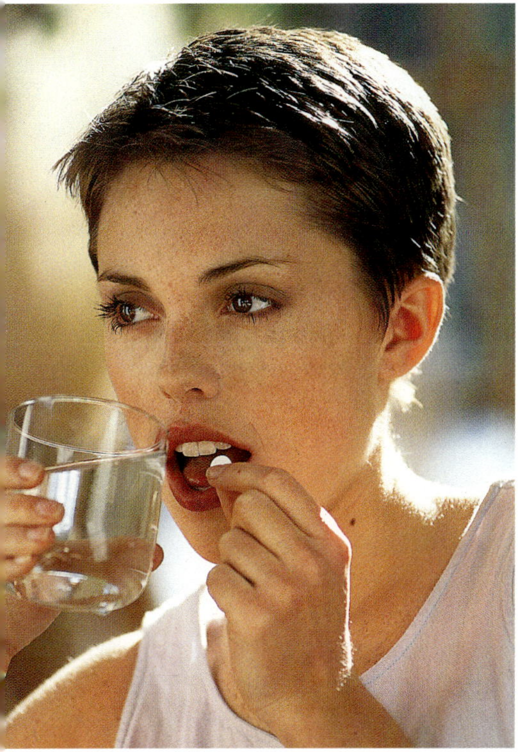

46 **Anwendungsgebiete**
46 Angst
52 Depressive Verstimmungen
56 Schlafstörungen
60 Wetterfühligkeit
62 Psychopharmaka-Entwöhnungstherapie
64 Alkoholentwöhnung
66 Krebs, AIDS und andere Krankheiten
71 Weitere Anwendungsgebiete des Johanniskrauts

76 **Einsatz von Johanniskraut in der Praxis**
76 Darreichungsformen
83 Johanniskraut in der Homöopathie, Anthroposophie und Volksheilkunde
89 Wann Johanniskraut nicht eingesetzt werden sollte

92 **Register**

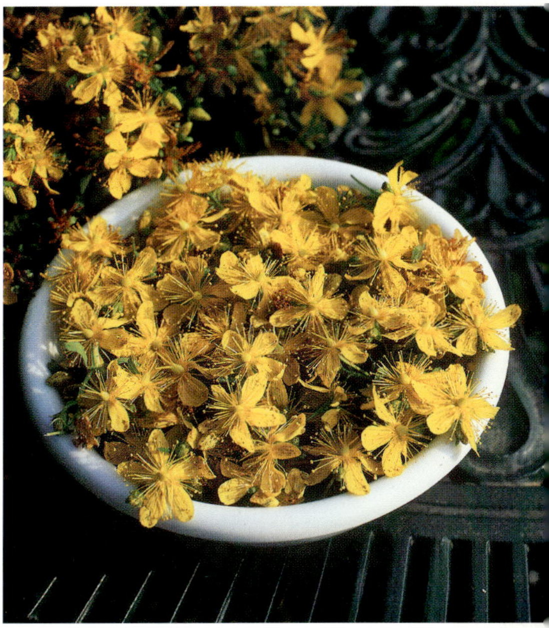

Einleitung

Die Geschichte der Medizin wurde über Jahrtausende geprägt von Mythen, Sagen und dem Glauben an übernatürliche Kräfte. Gute oder böse Geister, Götter und Dämonen, Zauber und magische Kräfte bestimmten über Gesundheit und Krankheit, über Wohl und Wehe der Menschen. Daran hat sich über die Jahrhunderte ganz offensichtlich nur wenig geändert. Auch heute sind viele Menschen immer noch eher geneigt, ihr Heil in vielversprechenden, metaphysischen Formeln und Zeremonien zu suchen als in wissenschaftlichen Fakten und Naturgesetzen. Die Zeiten ändern sich, der technische Wandel vollzieht sich mit geradezu atemberaubender Geschwindigkeit, nur der Mensch bleibt sich gleich – zumindest, was seine Wünsche, Ängste und versteckten Sehnsüchte betrifft.

Die Geschichte der Medizin ist so alt wie die Geschichte der Menschheit. Dabei gab und gibt es in den verschiedenen Kulturen sehr unterschiedliche Anschauungen von Gesundheit und Krankheit

Doch zurück zur Geschichte der Medizin: In den vorchristlichen Hochkulturen, in Ägypten, Babylonien und Indien, waren die Ärzte in aller Regel auch Priester. Zur Behandlung kamen die Menschen in die Tempel. Es gab Krankheits- und Heilgötter. Magische Formeln, Zaubersprüche und Amulette wurden eingesetzt, um die krankmachenden Dämonen zu vertreiben und die Götter wohlgefällig zu stimmen.

Darüber hinaus nahm die Anwendung von Pflanzen von jeher eine herausragende Stellung in der Medizin ein. In Ägypten verfügten die Ärzte bereits vor etwa 3500 Jahren über ein reichhaltiges Sortiment an heilenden Kräutern. Der Ebers-Papyrus (ca. 1550 v.Chr.) – eines der ältesten medizinischen Handbücher, die bis heute erhalten sind – enthält 876 Rezepturen, die aus mehr als 500 Substanzen, darunter auch Mineralien und pflanzliche Stoffe, hergestellt wurden.

Auch die indischen und vor allem die chinesischen Ärzte kannten und verwendeten zahlreiche Heilpflanzen. Einige der asiatischen Kräuter und Gewürze sind sogar über die großen Handelsstraßen bis nach Arabien und Europa gekommen und wurden dort von den Ärzten übernommen.

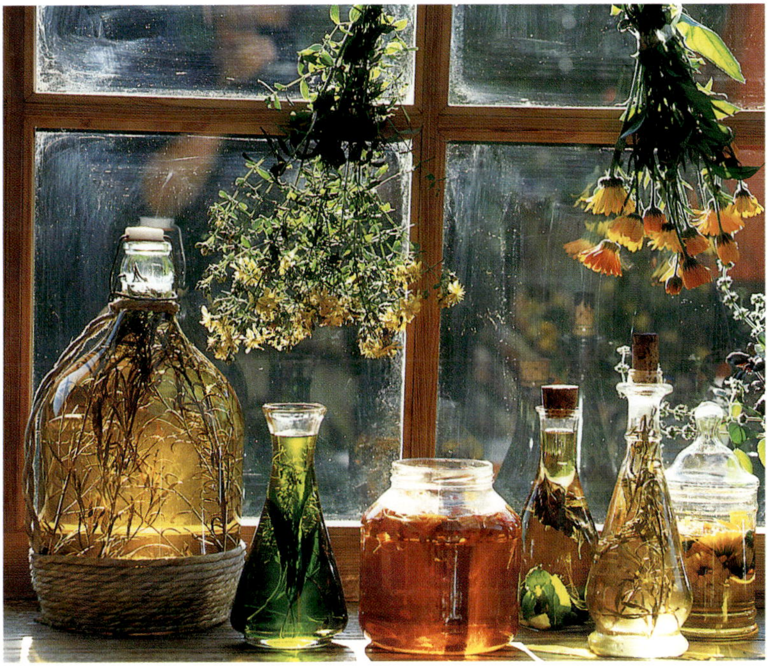

Wie sehr der Einsatz von Arzneimitteln ganz allgemein mit der Heilpflanzenkunde verquickt ist, läßt auch der heute in Fachkreisen allgemein gebräuchliche Begriff des Pharmakons erkennen: »Pharmakon« stammt aus dem Griechischen und bedeutet soviel wie Liebestrank, Gift, Pigment, Tinktur.
Heute werden weltweit mehr als 20 000 Pflanzenarten zur Herstellung von Arzneimitteln verwendet. Etwa 1100 Spezies wurden bisher umfangreichen wissenschaftlichen und medizinischen Untersuchungen unterzogen. Und etwa 250 Pflanzen werden als Ausgangsmaterial für moderne, auf eine Monosubstanz reduzierte Arzneimittel verwendet. Ob in China, Südamerika oder Afrika, ob in Asien oder Europa – altbewährte und neue Heilpflanzen sind sehr gefragt. Mit einem Wort: Die Phytotherapie, die Behandlung von Krankheiten mit Pflanzen, Pflanzenteilen oder isolierten Pflanzenreinstoffen, stellt bis heute die weltweit verbreitetste Therapieform dar.

Von der Heilpflanzenkunde zur Phytopharmakologie

Pflanzliche Arzneimittel werden schon seit über 4000 Jahren eingesetzt. Zu allen Zeiten und in allen Kulturen wußten Ärzte und Heiler die Wirkung von Pflanzen zu schätzen

Über die Jahrtausende wurde nahezu jede Krankheit zumindest versuchsweise mit Heilkräutern behandelt. Es schien keine Erkrankung zu geben, gegen die nicht »ein Kraut gewachsen war«. Ob Herzinfarkt oder chronische Verdauungsstörungen, ob Schmerzen oder Hautausschlag – alles wurde mit Heilpflanzen oder Auszügen daraus behandelt. (Was blieb den Ärzten oder Magiern auch anderes übrig, gab es doch lange Zeit gar keine anderen arzneilich wirksamen Substanzen, als jene, die die Natur zur Verfügung stellte.)
Heute sind sich die Wissenschaftler weitgehend darin einig, daß das Haupteinsatzgebiet der Phytotherapie in der Behandlung von chronischen Erkrankungen zu sehen ist. Akute Krankheiten, wie zum Beispiel der akute Asthmaanfall oder der Herzinfarkt, sollten dem Einsatz synthetischer Arzneimittel vorbehalten bleiben.

Die bewährten und anerkannten Indikationsbereiche für pflanzliche Arzneimittel:

- Funktionelle Beschwerden und Befindlichkeitsstörungen, zum Beispiel Oberbauchbeschwerden, Verstopfung, Schwächezustände, Angst und Depressionen
- Leichte bis mittelschwere Erkrankungen, wie zum Beispiel leichte Formen der Herzinsuffizienz oder gutartige Prostatavergrößerungen (Prostatahyperplasie)
- Chronische Erkrankungen. Die Phytotherapie hat sich sowohl bei dauerhaftem oder immer wiederkehrendem Schnupfen und Allergien wie auch bei rheumatischen Erkrankungen bewährt
- Altersbedingte und degenerative Erkrankungen
- Nachbehandlung nach Operationen und schweren Erkrankungen
- Prophylaxe, zum Beispiel zur Stärkung der Abwehrkräfte

Von der Heilpflanzenkunde zur Phytopharmakologie

In den letzten Jahrzehnten hat sich ein neuer Wissenschaftszweig entwickelt: die Phytochemie, die Wissenschaft von der Erforschung der Inhaltsstoffe der Heilpflanzen. Dank dieser wissenschaftlichen Fachrichtung sind die modernen Phytopharmaka – ganz im Gegensatz zu den Präparaten der alten Kräutermedizin – in ihrer chemischen Zusammensetzung weitgehend definiert und auf Mindestgehalte von bestimmten Wirkstoffen standardisiert.

Mutter Natur ist eine ausgezeichnete Chemikerin. Mit anderen Worten, die pflanzlichen Arzneimittel enthalten ebenso chemische Verbindungen und Moleküle wie die synthetischen, unterscheiden sich jedoch in einem ganz wichtigen Punkt von diesen: Während ein synthetisches Hustenmittel, Ambroxol zum Beispiel, in aller Regel nur einen Wirkstoff – eben das Ambroxol – und daneben vielleicht noch drei oder vier Hilfsstoffe enthält, ist jeder Pflanzenextrakt ein Vielstoffgemisch. Thymian zum Beispiel, ein sehr wirksames pflanzliches Hustenmittel, enthält wahrscheinlich über hundert verschiedene Inhaltsstoffe, darunter ätherische Öle, sogenannte Triterpene und Flavone. Und obgleich die Wissenschaftler noch gar nicht ganz verstanden haben, wie diese Inhaltsstoffe alle wirken, gibt es schon heute eine ganze Reihe von Indizien dafür, daß die natürliche, das heißt die im Laufe der Evolution über Millionen von Jahren entstandene Kombination häufig besser wirkt und vor allem verträglicher ist als ihr »synthetischer Bruder«.

Phytopharmaka sind Vielstoffgemische, das heißt, in den pflanzlichen Arzneimitteln sind immer viele Wirkstoffe enthalten, die nur zum Teil bekannt sind und deren Wirkungen oft auch noch nicht vollständig verstanden werden

Ein weiterer Vorteil pflanzlicher Arzneimittel besteht darin, daß sie über ein breites Wirkungsspektrum verfügen. Auch hier ein Beispiel: Pflanzliche Bitterstoffe, wie Wermut, Schöllkraut oder Bauernsenf, werden schon seit alters her bei funktionellen Magen-Darm-Erkrankungen zum Einsatz gebracht – also bei Beschwerden im Oberbauch, die weder auf Krebs noch auf ein Organversagen zurückzuführen sind. Die Ursache dieser Beschwerden reicht von psychischen Störungen über Darmträgheit bis hin zu chronischen Erkrankungen der Leber und Galle. Und ebenso komplex und vielfältig wie dieses Krankheitsgeschehen ist auch die Wirkung des Pflanzenextrakts: Der bittere Bauernsenf, um bei diesem Beispiel zu bleiben, regt nicht nur die Motilität (Bewegung) des Magens an, sondern wirkt entzündungshemmend, gallefördernd und leberstärkend zugleich.

Kapitel 1

Die Geschichte einer Pflanze – eine Pflanze macht Geschichte

Johanniskraut in der Antike

Johanniskraut wurde bereits in der Antike als Arzneimittel sehr geschätzt. Das Öl wurde in erster Linie zur Behandlung und Desinfektion von Wunden und Verletzungen verwendet

Die alte griechische Medizin war in vielerlei Hinsicht sehr fortschrittlich. Im Gegensatz zu anderen Kulturvölkern wurde das Phänomen »Krankheit« von den Griechen nicht nur als eine übernatürliche, von den Göttern gewollte Erscheinung angesehen, sie wurde auch unter rationalen, ja sogar wissenschaftlichen Gesichtspunkten betrachtet.

Auch die Versorgung der Kriegsversehrten und Verwundeten war außerordentlich gut. Die Ärzte verfügten über ein reichhaltiges medizinisches Instrumentarium. Man war nicht nur in der Lage, Knochenbrüche zu schienen und Wunden zu nähen, auch das Repertoire an Arzneimitteln war sehr umfangreich. Johanniskraut stellt dabei nur eine von vielen Heilpflanzen dar, aber sie wurde in der Antike besonders bei schweren Verletzungen und offenen Wunden hoch geschätzt und zum Einsatz gebracht.

Der erste konkrete Hinweis auf die Pflanze ist bei Plinius dem Älteren (23–79 n. Chr.) zu finden. In seinem umfangreichen Werk *Historia Naturalis (Die Naturgeschichte)* heißt es (Buch 26, Kapitel 80): »Verbrennungen werden durch den Wegerich geheilt ... ferner ... durch das bloße Kraut *hypereikon*, das wir *corissum* genannt haben.«

Pedanios Dioskurides aus Anazarbos (40–90 n. Chr.) ist nach Hippokrates (460–377 v. Chr.) einer der bekanntesten und markantesten Persönlichkeiten der antiken Medizin. Er war schon in jungen Jahren

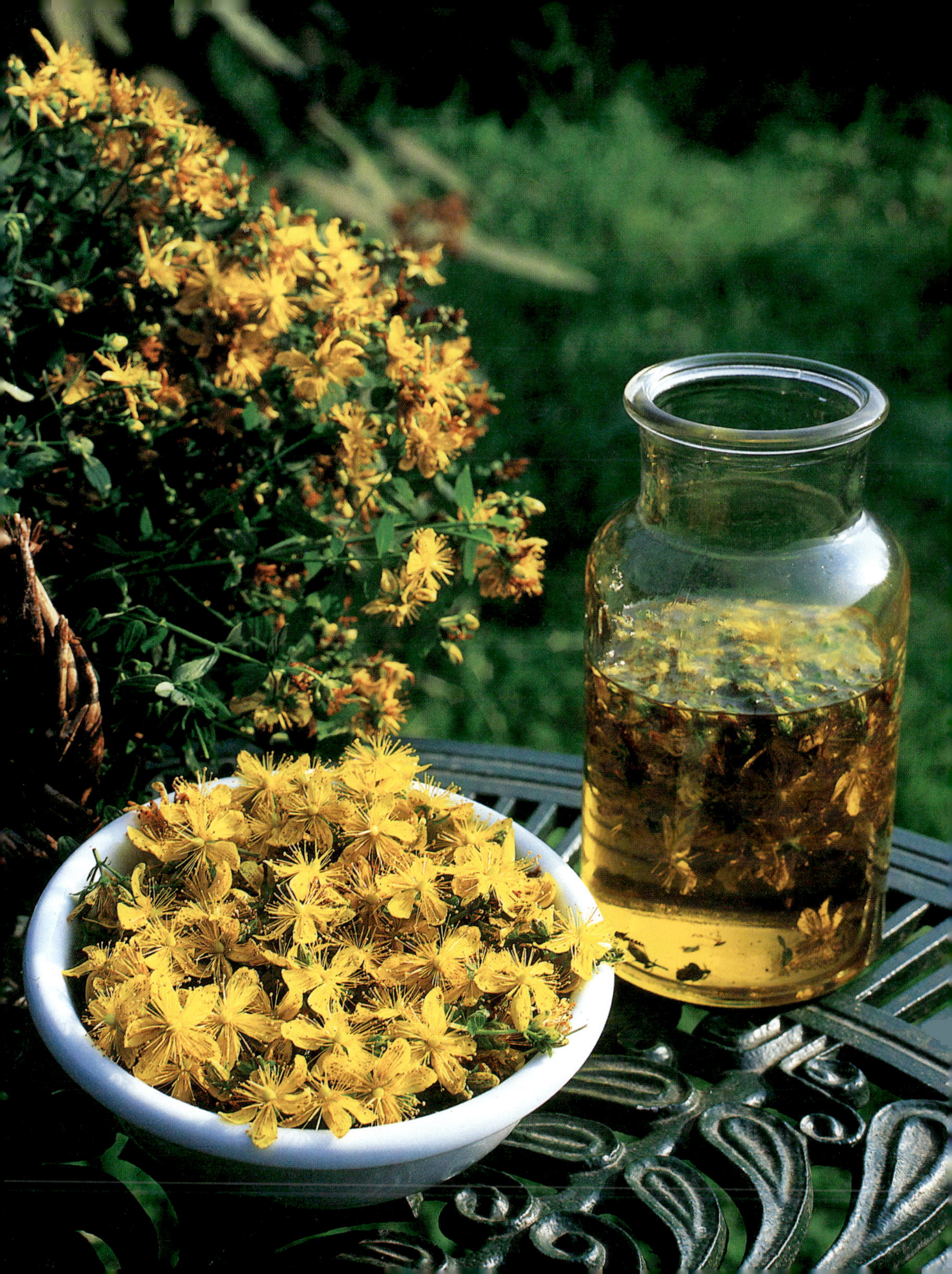

an der Naturwissenschaft interessiert und machte auf seinen langen Reisen viele Erfahrungen über den Einsatz von Heilmitteln.
In seinem Werk *Über die Heilmittel (De materica medica)* beschrieb Dioskurides über 600 Pflanzenarten, die – nach dem damaligen Stand des Wissens – zum Zweck der Heilung eingesetzt werden konnten. Dabei ging er nicht nur auf die therapeutische Wirksamkeit der einzelnen Arten ein, sondern auch auf den richtigen Zeitpunkt für das Sammeln der frischen Kräuter und auf die schonende Aufbewahrung der Drogen. Dioskurides empfahl Johanniskraut bei den verschiedenen Wunden, einschließlich Brandwunden, sowie bei fiebrigen Erkrankungen und Blasenschwäche.

Johanniskraut – die Lichtpflanze der Germanen

Das Johanniskraut ist eine unserer schönsten Sonnenpflanzen und steht zum alten Fest der Sommersonnenwende, dem heutigen Johannistag, in voller Blüte. Seine goldgelben, fünfstrahligen Blüten scheinen von der warmen, hellen Kraft der Sonne durchdrungen und erinnern an kleine Sonnenräder, in denen die vielen Staubblätter wie Funken strahlen. Bereits vor vielen tausend Jahren erkannten die Menschen in ihm eine heilsame, erhellende Pflanze, die Böses und Dunkelheit vertreiben kann.
Am 21. Juni hat die Sonne ihren höchsten Stand erreicht, es ist der längste Tag und die kürzeste Nacht im Jahr. Dieser Tag, an dem das Licht die Dunkelheit besiegt, wurde seit Urzeiten von den Menschen mit Ritualen und Tänzen gefeiert. Sonnwendfeuer symbolisierten die Kraft der Sonne auf der Erde, und wer um sie herumtanzte und darübersprang, konnte sich von Krankheit und Dunkelheit befreien.
Einige Pflanzen waren mit diesem Fest besonders verbunden: Farnkraut, Beifuß, Arnika, Ringelblume und Johanniskraut galten als magische Pflanzen der Sonnwendfeier. In ihnen sahen die Menschen die Kräfte der Sonne, die Kälte und Dunkelheit bannen konnten. Das Johanniskraut schmückte die Altäre unserer germanischen Vorfahren, und die Mädchen trugen Kränze aus dem blühenden Kraut, die *Corona regis*, zum Zeichen der Verbundenheit mit den Kräften des Lichts.

Das Fest der Sommersonnenwende, das viele tausend Jahre lang gefeiert worden war, konnte mit der Christianisierung nicht einfach vergessen werden. Es wurde um drei Tage verschoben und mit dem heiligen Johannes in Verbindung gebracht. Aus der Sonnwendfeier wurde der Johannistag, der dem Johanniskraut im 6. Jahrhundert seinen Namen gab. Den heiligen Johannes und seinen germanischen Vorgänger Baldur, Gott des Lichts, verbindet an diesem Tag das gleiche Schicksal: Nach der germanischen Mythologie wurde Baldur am Tag der Sommersonnenwende von seinem Bruder Hödur, dem Gott der Zeit, tödlich verletzt. Das Christentum ersetzte Baldur durch den heiligen Johannes, der an diesem Tag geköpft wurde.

Die fünfstrahlige Blüte des Johanniskrauts erinnerte die Germanen an den Fünfstern, der als heiliges Symbol der Druiden ein Zeichen für die guten Kräfte war. Die Christen erkannten in der Johanniskrautblüte die fünf Wundmale Jesu.

Zerreibt man Blüten und Blätter zwischen den Fingern, so tritt aus ihnen Öl aus, das so rot ist wie das Blut des Baldur und des Johannes. Die perforierten Blätter des Johanniskrauts waren für unsere Vorfahren Symbol der Märtyrerwunden.

Doch glaubten die Menschen damals auch, daß die Pflanze durch diese scheinbar durchlöcherten Blätter in der Lage sei, die Kräfte des Lichts in sich aufzunehmen und in dem blutroten Pflanzensaft zu speichern. Wurde das Johanniskraut von Menschen mit schwermütiger Seele eingenommen, sollte es die Kräfte des Lichts an sie abgeben und ihr Gemüt aufhellen.

Unsere Vorfahren erkannten die antidepressiven Heilkräfte auf wundersame Weise durch die Merkmale dieser Pflanze viele tausend Jahre, bevor diese Eigenschaften durch wissenschaftliche Untersuchungen bestätigt werden konnten.

Der Name »Johanniskraut« wird auf Johannes den Täufer zurückgeführt. Die Pflanze hat einen festen Platz in der christlichen Mythologie und ist bei religiösen Zeremonien bis auf den heutigen Tag zu finden

Johanniskraut im Mittelalter

Der Name Johanniskraut (St. John's Wort) war bereits im 6. Jahrhundert auf Irland bekannt. St. Columban (550–615), einer der großen irisch-schottischen Missionare, soll wegen seiner großen Verehrung für

Johannes den Täufer immer einen Sproß dieser Pflanze bei sich getragen haben. Überhaupt war das Johanniskraut eng mit dem Namen Johannes des Täufers verbunden. Im frühen Mittelalter dürfte die Pflanze daher auch eher zu religiösen Zwecken verwendet worden sein.
Bezeichnungen wie Hartheu oder Tüpfelhartheu verdankt das Johanniskraut seiner derben Sproßachse, die das Heu unerwünscht hart werden läßt. So nennt auch Hildegard von Bingen (1088–1180) die Pflanze »Hartenauwe« und schreibt darüber in ihrem Buch *Physica*: »(Johanniskraut) taugt für das Vieh. Für die Medizin taugt es nicht viel, weil es ein verwildertes und vernachlässigtes Kräutlein ist.«
Andere im Mittelalter gebräuchliche Bezeichnungen für Johanniskraut sind Teufelsflucht, Teufelsfuchtel, Jageteufel und Hexenkraut. Diese Namen deuten bereits darauf hin, daß Johanniskraut weniger zur Wunddesinfektion und -heilung, sondern vielmehr wegen seiner magischen Wirkung gegen böse Geister und Dämonen geschätzt und eingesetzt wurde.

Ob Teufelsaustreibung oder depressive Verstimmung – Johanniskraut wird von jeher bei affektiven Störungen, Trauer und Depression mit Erfolg zum Einsatz gebracht

Otto Brunfels aus Straßburg schreibt in seinem *Contrafyt Kreuterbuch* aus dem Jahr 1532: »Von etlichen auch Fuga daemonum [Teufelsflucht] genent, darumb/ daz man meynet/ wo solichs kraut behalten würt/ da kum der teuffel nicht hyn/ mög auch kein gespenst bleiben/ und darumb bereuchert man in ettlichen landen die kindtbetterin damit/ laßen es aber vor segnen uff unser Frawen uffart tag [Mariä Himmelfahrt]/ und haben also ir kurzweil damit.« Und auch bei Hieronymus Bock (1498–1554), einem der Begründer der modernen Botanik, ist zu lesen: »Dost, Harthaw und Wegschlyd thun dem Teuffel vil Leidt.«
Die Erwähnung von Teufeln und Gespenstern war zu dieser Zeit wohl

Im Mittelalter galt Johanniskraut als dämonenabwehrende Pflanze, die von den Bauern in den Stall gehängt wurde, um das Vieh vor bösem Zauber zu schützen. Auch an das Fensterkreuz der Stube wurde ein Strauß Johanniskraut gehängt, um böse Geister fernzuhalten.

der Pflanze sind gering. Ideale

Schon Paracelsus schätzte das Johanniskraut

Das Senckenberg-Museum zeigt als Exponat des Monats eine heimische Heilpflanze: das Tüpfel-Johanniskraut (Hypericum perforatum). Bereits in der Antike war die Pflanze als Heilkraut bekannt. Im Mittelalter wurde es dann als Hausmittel vor allem bei Wunden und Verbrennungen eingesetzt.

Paracelsus (1493–1551) erkannte bereits die positive Wirkung des Johanniskrauts auf die Psyche. Heute ist es vor allem diese antidepressive Wirkung des Johanniskrauts, die von der Fachwelt diskutiert wird.

Die kleine Ausstellung im Frankfurter Museum, Senckenberganlage 25, möchte den Besuchern die Pflanze und ihre Geschichte näher vorstellen. Außerdem wird eine Auswahl von Johanniskraut-Präparaten präsentiert. (FNP)

Öffnungszeiten: Montag bis Freitag 9 bis 17 Uhr, Mittwoch auch bis 20 Uhr, Samstag und Sonntag 9 bis 18 Uhr.

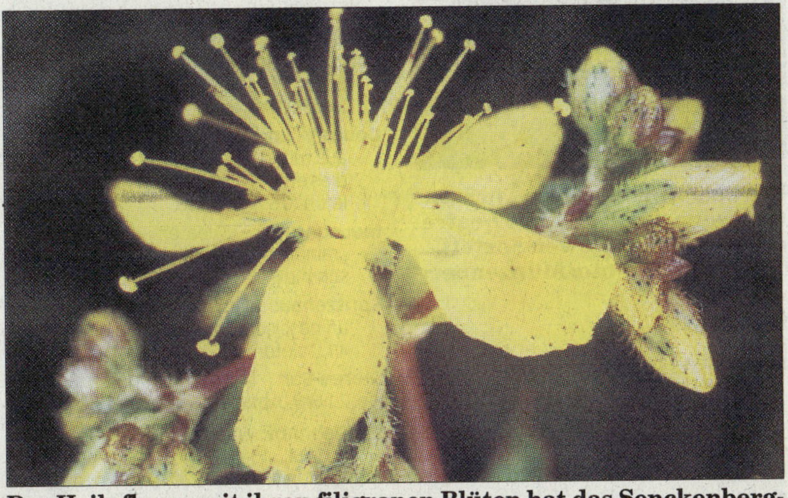

Der Heilpflanze mit ihren filigranen Blüten hat das Senckenberg-Museum eine kleine Ausstellung gewidmet. Foto: Kurt Baumann

Musiktheater

Frankfurt

Oper: Heute keine Vorstellung! W.-Brandt-Platz, Tel. (069) 21237999.

English Theater: „Kat and the Kings", Musical by David Kramer & Taliep Petersen, 20 Uhr, Kaiserstr. 52, Karten: Telefon (069) 242316-20.

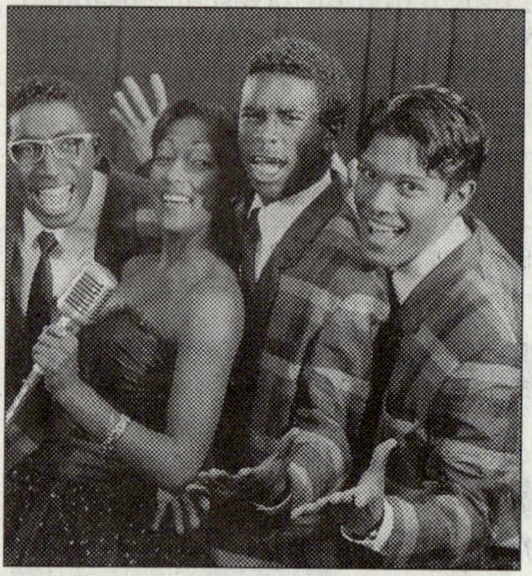

Ein fröhliches Team präsentiert sich im English Theatre: ein wirkliches Power-Sextett. Foto: Münzenberg

Darmstadt

Staatstheater: Großes Haus: „Der Vetter aus Dingsda", Operette von Eduard Künneke, 19.30 Uhr, Marienplatz, Karten: Telefon (06151) 2811211.

Mannheim

Nationaltheater/Oper: „Die Fledermaus", Operette von Johann Strauß,

Moskau), Marina Bouglione (Vertikalseil), Bougliones (Tiger- und Pantherrevue), Markus Schimpp (Chanson-Conference), Vorstellungen bis zum 28. Februar 1999, Dienstag bis Samstag 20 und 23.30 Uhr, Sonntag 16 und 20 Uhr, Heiligkreuzgasse 16–20, Karten: Telefon (069) 289691.

Bensheim

Varieté Pegasus: Internat. Varieté-Programm, 20.30 Uhr, Platanenallee 5.

Darmstadt

Comedy-Hall: „Die Akte Schneewittchen", 20.30 Uhr, Heidelberger Straße 131, Tel. (06151) 964266.

Jazz/Pop

Frankfurt

Blues & Beyond: Nasty Neighbours, Blues & Soul, 20 Uhr, Bergerstraße 159.

Country- und Oldie-Club „Texas": Kehraus mit Überraschungen, Schlager, Oldies etc., 20 Uhr, Flinschstraße 2–4, Telefon (069) 416715.

Mousonturm: Theatersaal: Rainbirds: „rainbirds 3000. live", 21 Uhr, Waldschmidtstr. 4, Tel. (069) 40589520.

Spritzehaus: Quietschboys, gehässisch uff hessisch, 21 Uhr, Große Rittergasse 41, Telefon (069) 614336.

Stereo-Bar: Mamacita's Jazz Edition, 21 Uhr, Abtsgässchen 7.

Südbahnhof: Wheap, Rock 'n' Roll, Oldies & Soul, 15–19 Uhr, Diesterwegplatz, Telefon (069) 623201.

TGS-Turnhalle: Kehraus-Schlagerparade mit Roy Hammer & den Pralinées, 19.11 Uhr, Alexanderstraße 52.

leider nur allzu wörtlich zu verstehen, denn die Menschen im Mittelalter glaubten an die Existenz von Hexen und Teufeln. Die Pflanze wurde auch tatsächlich bei Hexen und Teufelsaustreibungen (Exorzismus) zum Einsatz gebracht. Es sei dahingestellt, ob nicht der eine oder andere Arzt und Autor hierbei – also bei der Nennung von Teufeln und Gespenstern – auch an etwas anderes gedacht haben mag.

Der Arzt Theophrastur Bombastus von Hohenheim, bekannter unter dem Namen Paracelsus (1493–1541), dürfte einer der ersten Ärzte gewesen sein, der die pharmakologischen Eigenschaften von Johanniskraut in ihrem ganzen Umfang, rational und ohne »Hokuspokus« erkannte. Er schätzte diese außergewöhnliche Pflanze wegen ihres breiten Wirkungsspektrums und schrieb ihr vier therapeutisch nutzbare Eigenschaften zu: »Phantasmata, würm, wunden und balsamische tugent«. In seinem Buch *Von den natürlichen Dingen* (1525) heißt es dazu: »Dises kraut, wie es an im selbst ist, sol für und für getragen werden under dem paretli [Barett], in kranzweis oder sonst in hemden, oft daran schmecken, zu nacht unter das küssi [Kissen] tun, das Haus damit umbstecken oder umb die wend henken. Und das sol ein ietlicher arzt wissen, das got ein groß arcanum [Geheimnis] in das Kraut gelegt hat, alein von wegen der geister und dollen fantaseien, die den menschen in verzweiflung bringen und nicht durch den teufel, sonder von natur. Wan got zu allein krankheiten arznei beschaffen, wie sie sind, alein das der arzt lerne, such und wisse, in welchen ein ietliches sei.« Seine Einschätzung dieser außergewöhnlichen Heilpflanze hat wesentlich dazu beigetragen, daß in den darauffolgenden Jahrhunderten Johanniskraut immer mehr zu psychotherapeutischen Zwecken eingesetzt wurde.

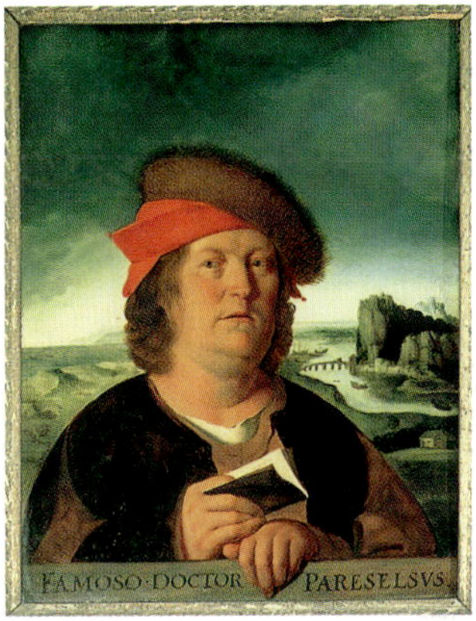

Paracelsus war ein großer Anhänger des Johanniskrauts. Seine Beobachtungen weisen erstmals den Weg in eine moderne Arzneimitteltherapie bei psychischen Erkrankungen

Erste wissenschaftliche Untersuchungen über Wirksamkeit und Verträglichkeit von Johanniskraut gehen auf den Arzt und Dichter Justinus Kerner (1786–1862) zurück, der in der Literatur als Autor des Buches *Seherin von Prevorst* bekannt wurde. Kerner war Oberarzt im schwäbischen Weinsberg und widmete sich in erster Linie der Behandlung geistig kranker Menschen. In Anlehnung an die hippokratische Medizin der Antike war Kerner wie viele andere Ärzte seiner Zeit davon überzeugt, daß alle Krankheiten, so auch die Geisteskrankheiten, auf einer fehlerhaften Zusammensetzung des Blutes beruhen. Das melancholische Gemüt wurde beispielsweise auf ein Zuviel an schwarzer Galle zurückgeführt. Es lag für Kerner daher nahe, bei Melancholikern und depressiven Patienten den an frisches Blut erinnernden roten Saft der Johanniskrautblüten zur Reinigung des Blutes einzusetzen.

Ende des 19., Anfang dieses Jahrhunderts, mit Aufkommen der naturwissenschaftlichen Medizin geriet Johanniskraut als »Psychopharmakon« nahezu völlig in Vergessenheit. Erst seit etwa fünfzehn Jahren befassen sich die Wissenschaftler auf der ganzen Welt wieder mit dieser vielversprechenden und zugleich so geheimnisvollen Pflanze.

Johanniskraut gehört zu den am besten untersuchten Arzneipflanzen. Einige der bekannten Indikationen wurden vom ehemaligen Bundesgesundheitsamt in Berlin offiziell bestätigt

In den vergangenen Jahren konnten etwa zehn Wirkstoffe aus der frischen Pflanze isoliert werden (Hypericin, Hyperforin, Flavonoide – siehe Kapitel: »Hypericum – neue wissenschaftliche Erkenntnisse«, Seite 27). Es ist aber anzunehmen, daß noch wesentlich mehr wirksame Komponenten in dem Vielstoffgemisch enthalten sind. 1975 wurde Johanniskraut zum erstenmal im Deutschen Arzneimittelkodex aufgeführt. Und seit acht Jahren gibt es eine sogenannte Monographie, ein vom ehemaligen Bundesgesundheitsamt in Berlin erarbeitetes und allgemein anerkanntes Arzneimittelprofil für Johanniskraut.

Mythos und magische Kräfte einer Heilpflanze

Viele Heilpflanzen sind bis auf den heutigen Tag von einer mystischen und spirituellen Aura umgeben. Denken Sie nur an die kräftigende und angeblich potenzsteigernde Wirkung von Ginseng oder die sagenumwobene Wirkung des Alaun.

Johanniskraut ist seit dem frühen Mittelalter in der christlichen Mythologie fest verwurzelt, und an den roten Saft, der beim Zerdrücken der Blüten austritt, knüpfen sich dementsprechend viele Legenden: Der Saft wird als das Blut Christi, oder – häufiger noch – als das Blut Johannes des Täufers gedeutet. Andere wieder bezeichnen den Pflanzensaft als die Tränen Marias. Die Blüte wurde mit der aufgehenden

Sonne verglichen. Und auch die scheinbar perforierten Blätter gaben Anlaß für Geschichten und Deutungen: Der Sage nach soll der Teufel die Blätter zerstochen haben, aus Wut über die Macht des geheiligten Krauts gegen böse Geister.

Manche Priester und Missionare – wie der bereits erwähnte St. Columban –, die Johannes den Täufer verehrten, trugen immer einen Sproß dieser Pflanze bei sich.

Am Niederrhein zur Zeit Karls des Großen (um 800 n. Chr) flochten die Kinder Johanniskrautkränze und warfen sie auf die Häuserdächer. Das Hartheu sollte Segen für Haus und Stall sowie seine menschlichen und tierischen Bewohner bringen.

Aus Schleswig-Holstein stammt die Sage, das Kraut, zur Mittagszeit in voller Sonne am Johannistag gesammelt, könne nicht nur Wunder wirken, es könne auch die Wahrheit ans Tageslicht bringen. So wurde Hexen ein Johanniskrautsaft eingeflößt, um sie zum Reden zu bringen. Das Kraut schien sogar als Liebesorakel geeignet: »Ist mir mein Schatz gut, kommt rotes Blut, ist er mir gram, gibt's nur Scham [Schaum].«

Bis ins 19. Jahrhundert war es Brauch, am Johannistag einen Kranz aus Johanniskraut auf das Hausdach zu werfen, um so Blitzschlag abzuwenden. Ein Gewitter ließ sich der Sage nach ganz einfach verscheuchen, wenn man etwas Johanniskraut auf den Herd streute. Dieses Geheimnis soll einmal während eines schrecklichen Unwetters von einer himmlischen Stimme verraten worden sein:

»Ist denn keine alte Fraue,
Die kann pflücken Hartenaue [Johanniskraut]
Dass sich das Gewitter staue?«

Und viele dieser Geschichten sind bis auf den heutigen Tag besonders in der Volksmedizin lebendig geblieben.

Kapitel 2

Anmerkungen zur Botanik

Hypericum, das Johanniskraut, ist mit etwa 400 Arten eine große Pflanzengattung, die der Familie der *Hypericaceae* (Hartheugewächse) angehört. Eine andere Bezeichnung für die Hartheugewächse ist *Guttiferae*. Der Name weist auf das Vorkommen von exkretgefüllten Gewebslücken, einem wichtigen Merkmal dieser Pflanzenfamilie, hin.

Die Gattung Hypericum ist die einzige mit krautigen und außertropischen Vertretern der Hartheugewächse. Von den zahlreichen Arten des Johanniskrauts findet nur das Tüpfeljohanniskraut arzneiliche Verwendung. Häufig wird es auch Echtes Johanniskraut genannt. Sein wissenschaftlicher Name ist *Hypericum perforatum L.*

Der Volksmund gab dem Johanniskraut eine ganze Reihe von Namen, die alle Bezug auf seine Gestalt oder auf die Mystik nehmen, die diese Pflanze umgibt: Blutkraut, Hartheu, Jesuwundenkraut, Mannsblut, Tausendlochkraut und Wundkraut sind nur einige Beispiele.

Der lateinische Name *Hypericum* stammt aus dem Griechischen und wurde schon zu Beginn unserer Zeitrechnung verwendet. Man findet ihn bereits in einem Kräuterbuch des römischen Enzyklopädisten Celsus, der 47 n. Chr. starb. Der Name setzt sich aus den griechischen Wörtern für »über« und »Bild« zusammen und beschreibt den antiken Brauch, Johanniskrautpflanzen über den Götterfiguren aufzuhängen, um böse Geister zu vertreiben. Andere Autoren interpretieren die Begriffe so, daß durch die scheinbar perforierten Blätter der Pflanze ein Bild zu sehen ist. Eine weitere Übersetzungsmöglichkeit des griechischen Wortes *Hypericum* ist »ein auf der Heide wachsendes Kraut«.

Der Beiname *perforatum* (lateinisch: durchlöchert) tritt im Mittel-

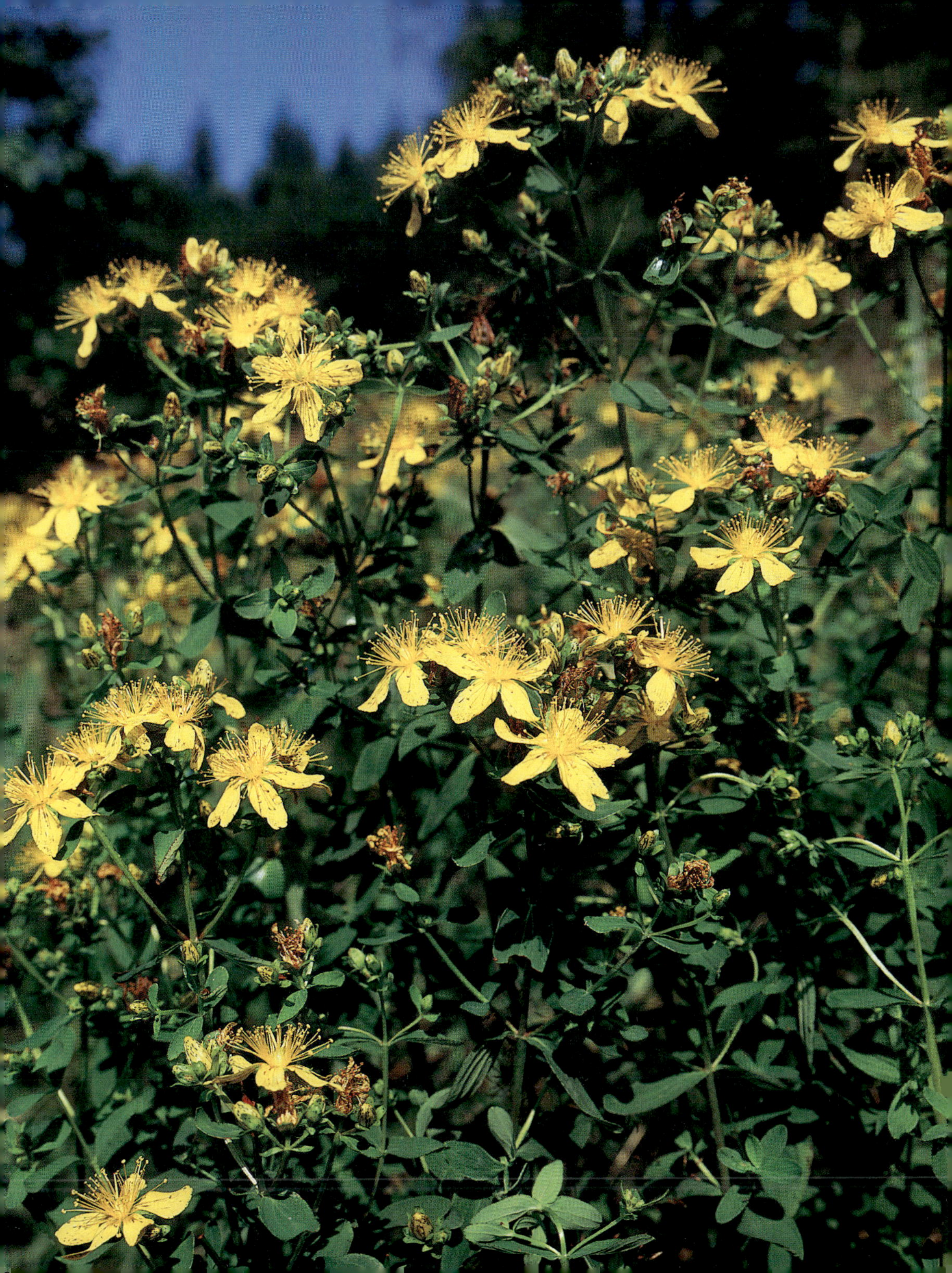

> Der Name *Hypericum* stammt aus dem Griechischen und bedeutet: *hyper* – über – und *eicona* – das Bild –, womit vermutlich gemeint ist, daß diese Pflanze über Götterdarstellungen aufgehängt wurde, um böse Geister zu vertreiben. Der Zusatz *perforatum* rührt von den scheinbar durchstochenen – »perforierten« – Blättern des Krauts her. Bei den vermeintlichen Einstichen handelt es sich um durchscheinende Öldrüsen.

alter erstmals auf und spielt auf die besondere Gestalt der Pflanzenblätter an.
Der schwedische Naturforscher Carl von Linné (1707–1778), der den lateinischen Doppelnamen für jede Pflanzen- und Tierart eingeführt hat, übernahm die Bezeichnung *Hypericum* später als Gattungsname für die Johanniskrautarten. Linnés binäre Nomenklatur setzt sich aus einem Gattungs- und einem Artnamen zusammen, zum Beispiel *Hypericum perforatum L.* Die Abkürzung L. besagt, daß die Pflanzen- oder Tierart unter diesem Namen erstmals von Linné beschrieben wurde. Der deutsche Name Johanniskraut ist wahrscheinlich darauf zurückzuführen, daß die Pflanze zur Zeit des Johannistages (24. Juni) zu blühen beginnt.

Das Tüpfeljohanniskraut ist die heilkräftigste Art der Gattung *Hypericum*

Nur das Tüpfeljohanniskraut wird vom *Deutschen Arzneimittel-Codex* (DAC), einem Ergänzungsnachschlagewerk des amtlichen *Deutschen Arzneibuchs* (DAB), als »offiziell« bezeichnet. Das heißt, daß für die Herstellung johanniskrauthaltiger Arzneimittel nur *Hypericum perforatum L.* verwendet werden darf.

Die Pflanze ...

Das Tüpfeljohanniskraut ist eine ausdauernde, bis zu einem Meter hohe, aufrechte Pflanze mit weit verzweigtem Wurzelstock und einer spindelförmigen Wurzel. Sie hat eine stielrunde, kahle, extrem harte, markhaltige Sproßachse, die mit zwei erhabenen Längsachsen besetzt ist.
Die elliptisch oder länglich geformten Blätter sind ganzrandig, kahl, 0,7 bis 3 Zentimeter lang und 0,3 bis 1,5 Zentimeter breit. Sie haben

keinen Blattstiel und sitzen daher direkt an der Sproßachse. Zwei Blätter sitzen sich jeweils gegenüber, das heißt, sie sind gegenständig angeordnet. Die Blattoberfläche ist durchscheinend und am Rand, teilweise auch auf der ganzen Fläche, mit schwarzen Öldrüsen besetzt.
Die zahlreichen, goldgelben Blüten des Tüpfeljohanniskrauts haben fünf Kronblätter und stehen in sogenannten Trugdolden. Hierbei verzweigt sich der Blütenstand buschig in einen Hauptsproß und mehrere Seitensprosse. Ein Blütenstand ist sieben bis elf Zentimeter lang und fünf bis elf Zentimeter breit. Die gelben Kronblätter einer einzelnen Blüte sind elliptisch oder länglich, 1,2 bis 1,5 Zentimeter lang und 0,5 bis 0,6 Zentimeter breit. Sie besitzen in der Fläche durchsichtige Sekretbehälter und tragen am Rand dunkelrote Drüsenhaare. Zerreibt man die Blüten, so tritt aus den Drüsenhaaren eine rote Flüssigkeit aus, die die Haut violettrot färbt. Dieser rote Saft duftet warmbalsamisch.
Die grünen Kelchblätter der Blüte sind schmal und fein zugespitzt. Mit einer Breite von einem und einer Länge von vier bis fünf Millimetern sind sie etwa doppelt so lang wie der Fruchtknoten. Die Kelchblätter sind sparsam mit schwarzen, meist ovalen Öldrüsen besetzt. Ihr Rand ist glatt oder spärlich gezahnt. Das Tüpfeljohanniskraut besitzt bis zu hundert bräunliche Staubblätter, die in drei Bündeln stehen und kürzer sind als die Kronblätter. Die Blütezeit des Tüpfeljohanniskrauts ist von Juni bis September. Nach dem Verblühen verfärben sich die Blüten dunkelbraun. Seine Früchte sind braune, dreifächrige, bis zu zehn Millimeter lange Kapseln. Die dunkelbraunen Samen sind etwa einen Millimeter lang, zylindrisch und feinwarzig.

Die goldgelben, fünfstrahligen Blüten, seine perforierten Blätter und der blutrote Pflanzensaft sind typisch für das Johanniskraut

... die Droge ...

Zur Herstellung arzneilicher Zubereitungen wie Johanniskrauttee, Johanniskrauttinktur oder Johanniskrautdragees schreibt der DAC die Verwendung der Krautdroge vor. Der lateinische Name hierfür ist *Hyperici herba* und bedeutet zu deutsch soviel wie das Kraut des Johanniskrauts. Die Droge besteht aus den kurz vor oder während der Blütezeit gesammelten und getrockneten, ganzen oder zerkleinerten oberirdischen Teilen von *Hypericum perforatum L.*

Anmerkungen zur Botanik

Die charakteristischen Merkmale der Droge *Hyperici herba* lassen sich vom Erscheinungsbild des Tüpfeljohanniskrauts, seiner Stammpflanze, ableiten: Auffällig sind die gelben bis gelbbraunen, fünfzähligen Blüten, die eventuell noch in traubig zusammengesetzten Trugdolden stehen. Die Kronblätter weisen zahlreiche dunkle Punkte und Striche auf. Am Blattrand sind dunkelrote Drüsen zu erkennen. Die Kelchblätter sind lanzettlich, spitz, schwarz punktiert und nur halb so lang wie die Kronblätter. Die zahlreichen Staubblätter sind meist zu drei Bündeln verwachsen. Die eiförmig-elliptischen, ganzrandigen, unbehaarten und durchscheinend punktierten Blätter sind nun hell- bis braungrün und faltig geschrumpft. Die Perforierung ist besonders gut zu erkennen, wenn man die Blattstückchen gegen das Licht hält. Die runden, gelbgrünen Stengelstücke mit den zwei gegenüberliegenden Längsleisten sind nun nicht mehr markhaltig, sondern hohl. Der Fruchtknoten trägt drei Griffel; einige Fruchtknoten sind bereits zu einer länglich-ovalen, grünlichen, dreifächrigen Kapsel entwickelt. Die Droge riecht schwach aromatisch und hat einen herb-bitteren, zusammenziehenden Geschmack.

Im Gegensatz zum DAC schreibt das *Homöopathische Arzneibuch* (HAB) zur Herstellung homöopathischer Zubereitungen mit Johanniskraut die Verwendung der ganzen, frischen, blühenden Pflanze beziehungsweise der frischen, oberirdischen Teile von *Hypericum perforatum L.* vor. Für die Zubereitung von Johannisöl werden nur die frischen Blüten des Tüpfeljohanniskrauts (*Hyperici flos recens*) und nicht die Krautdroge *Hyperici herba* eingesetzt (DAB Ergänzungsband 6).

... und ihre Doppelgänger

Da es sich bei Johanniskraut um eine artenreiche Gattung handelt, hat das Tüpfeljohanniskraut zahlreiche Doppelgänger, mit denen es für den ungeübten Sammler leicht zu verwechseln ist. Um Verfälschungen zu vermeiden, seien hier die wichtigsten weiteren einheimischen Johanniskrautarten kurz beschrieben:

Das Gefleckte Johanniskraut (*Hypericum maculatum Crantz*) wird nur etwa 15 bis 40 Zentimeter hoch und hat eine hohle Sproßachse mit vier Längsleisten. Seine Blätter enthalten nur sehr wenig Öldrüsen.

Anmerkungen zur Botanik

Das Bergjohanniskraut (*Hypericum montanum L.*) hat eine runde, aufrechte Sproßachse und erreicht eine Höhe von 30 bis 60 Zentimetern. Es kommt vorwiegend in höheren Lagen vor. Seine Blätter sind behaart, und nur die oberen Blätter besitzen Öldrüsen. Die Kronblätter sind blaßgelb.

Das Niederliegende Johanniskraut (*Hypericum humifusum L.*) hat eine kriechende, rundliche bis zweikantige Sproßachse. Es wird kaum höher als 15 Zentimeter.

Das Behaarte oder Rauhe Johanniskraut (*Hypericum hirsutum L.*) ist überall weich und wollig behaart. Seine Sproßachse ist rund und erreicht eine Höhe von 120 Zentimetern.

Das Schöne Johanniskraut (*Hypericum pulchrum L.*) hat am Grunde herzförmige Blätter. Die Sproßachse ist rund und erreicht eine Größe von etwa 50 Zentimetern. Die Knospen sind außen auffällig rot gefärbt.

Das Geflügelte Johanniskraut (*Hypericum tetrapterum Fries*) hat eine rundlich-eckige Sproßachse mit vier breiten Flügeln. Es wird bis zu 60 Zentimeter hoch. Seine Blätter und Blüten haben nur wenig Öldrüsen.

Sowohl das Geflügelte als auch das Gefleckte Johanniskraut neigen mit dem Tüpfeljohanniskraut zur Bastardisierung, so daß die entstehende Pflanze mischerbig ist und keiner der Johanniskrautarten zugeordnet werden kann.

Da es bereits beim Sammeln der Stammpflanze zu Verfälschungen kommen kann, ist die Droge *Hyperici herba* häufig durch andere Hypericumarten verfälscht. Besonders häufig sind Bestandteile des Gefleckten Johanniskrauts zu finden. Hier sind die Stengel vier- und nicht zweikantig wie beim Tüpfeljohanniskraut. Die Kelchblätter sind im Gegensatz zu denen des Echten Johanniskrauts nicht doppelt so lang wie der Fruchtknoten, sondern kürzer. Bestandteile des Bergjohanniskrauts sind an ihren stielrunden Stengeln ohne Längsachsen zu erkennen. Achtet man beim Sammeln oder beim Kauf der Droge auf diese morphologischen Merkmale, so kann man das Tüpfeljohanniskraut sicher von den anderen Johanniskrautarten unterscheiden.

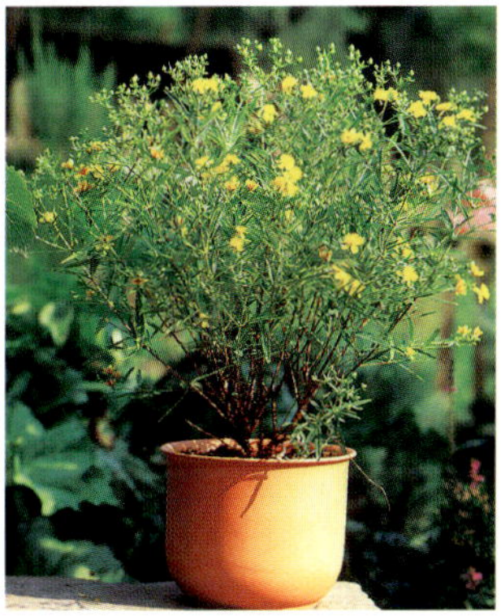

Das Aufrechte Johanniskraut *(Hypericum erectum)*, ein wintergrüner, 20 bis 60 cm hoher Strauch, ist vor allem in Japan in lichten Bergwäldern verbreitet

Wo und wie die Pflanze wächst

Von den etwa 400 bisher bekannten Johanniskrautarten sind neun Arten in Deutschland heimisch. Ferner werden zahlreiche ausländische Arten als Gartenpflanzen verwendet, die gelegentlich verwildert anzutreffen sind.

Johanniskraut ist eine weltweit verbreitete Pflanze. Am häufigsten wächst sie an sonnigen Hügeln und Berghängen auf trockenen Kalkböden

Das Tüpfeljohanniskraut ist in Europa, Westasien, auf den Kanarischen Inseln und in Nordafrika vertreten. Eingeschleppt und eingebürgert wurde es auch in Ostasien, Australien, Neuseeland, Nord- und Südamerika. Die Bundesrepublik ist eine der Hauptlieferanten für *Hypericum perforatum L.*; Importe der Arzneidroge stammen aus den Oststaaten, den Balkanländern, der Ukraine, Indien und dem Iran.

Johanniskraut bevorzugt sonnige Standorte wie lichte Wälder, sonnige Hügel, Berghänge, Wegränder, Straßengräben, Ufer, Wiesen und Äcker. Es ist sehr genügsam und gibt sich mit trockenem Urgestein und Kalkböden zufrieden. Es kann auf den kärgsten Böden als Pionierpflanze wachsen und gilt als Anzeiger für die Magerkeit der Wiesen, auf denen es steht.

Da die Bedeutung der Johanniskrautarten für die Wirtschaft relativ gering war und ist, wachsen die Pflanzen vereinzelt und wild. Die Arzneidroge stammt in erster Linie aus Wildsammlungen, ihr Anbau gewinnt jedoch in jüngerer Zeit zunehmend an Bedeutung, da sich Medizin und pharmazeutische Industrie aufgrund der erfolgreichen Forschungsergebnisse der letzten Jahre zunehmend für diese Pflanze interessieren.

Kaufen, sammeln oder selbst anbauen?

Das Sammeln oder der eigene Anbau von Johanniskraut ist die preiswerteste Methode, um an die vielseitig verwendbare Heilpflanze zu gelangen. Allerdings muß die frische Pflanze vorschriftsmäßig getrocknet werden, um sie als Tee oder als Grundstoff für die Herstellung von Johanniskrautöl oder -tinktur verarbeiten zu können. Wem das zu umständlich oder zu langwierig ist, der kann die verschiedenen Zubereitungen des Johanniskrauts fertig in der Apotheke kaufen.

Von der Gewinnung der Droge ...

Die beste Sammelzeit für Johanniskraut ist zwischen Juni und September, denn dann steht die Pflanze in voller Blüte und ist besonders reich an Wirkstoffen. Der Überlieferung zufolge eignen sich insbesondere die frühen Morgenstunden des Johannistages und die Zeit des zunehmenden Mondes zum Sammeln, da das Kraut dann am heilkräftigsten sein soll.

Es ist wichtig, darauf zu achten, daß nur das Tüpfeljohanniskraut und keine anderen Hypericumarten verwendet werden, denn nur *Hypericum perforatum L.* ist die arzneilich verwendete Pflanze. Seine wichtigsten Unterscheidungsmerkmale von anderen Johsanniskrautarten seien hier noch einmal aufgeführt:

Tüpfeljohanniskraut wächst aufrecht und wird bis zu einem Meter hoch. Es besitzt eine runde, kahle Sproßachse mit zwei Längskanten, die mit Mark gefüllt ist. Seine Kelchblätter sind ganzrandig und zur Blütezeit doppelt so lang wie der Fruchtknoten. Perforierte Blätter und dunkelroter Pflanzensaft sind kein Indiz für *Hypericum perforatum L.*, denn andere Hypericumarten besitzen diese Merkmale ebenfalls!

Hat man nun ein Exemplar von *Hypericum perforatum L.* entdeckt, werden die oberirdischen Teile der Pflanze vorsichtig mit einem Messer abgetrennt, um die Wurzel nicht zu beschädigen. Dann wird das Kraut zu kleinen Bündeln zusammengebunden und an einem luftigen, dunklen Ort mit den Blüten nach unten zum Trocknen aufgehängt. Die Pflanzen sollten unmittelbar nach dem Schneiden getrocknet werden, um eine Inaktivierung der wirksamen Bestandteile zu vermeiden.

Die europäischen Hypericumarten, insbesondere *Hypericum perforatum L.*, lassen sich gartenbautechnisch gut anpflanzen. Das Johanniskraut ist ein bescheidener, farbenfroher Zierstrauch, der jahrelang geerntet werden kann, pflegeleicht ist und eine Bereicherung für jeden

Garten darstellt. Unscheinbare Mauern und Wegränder lassen sich durch die kräftige Pflanze mit den goldgelben Blüten besonders gut verzieren. Aufgrund ihrer geringen Bodenansprüche kann sie sowohl auf lehmigen oder kalkhaltigen Böden als auch in magerer oder trockener Erde gezogen werden.

Die Aufzucht per Aussaat der Johanniskrautsamen erfolgt zwischen Mai und Juni in kleinen Schalen oder im Frühbeet. Die kräftigsten Sämlinge werden dann im Abstand von 20 bis 40 Zentimetern in den Garten umgesiedelt. Das Johanniskraut liebt sonnige und trockene Standorte. Die Aufzucht des Saatguts erfordert viel Geduld und Aufmerksamkeit. Einfacher ist es daher, fertige Pflanzen aus Staudengärtnereien oder wild wachsendes Johanniskraut in den Garten umzusiedeln. Die Pflanzung erfolgt im Spätherbst oder im Frühjahr und bedarf zunächst einer Vorbereitung des Bodens: Dieser sollte zuvor umgegraben und mit Kompost angereichert werden. Synthetische oder chemische Düngemittel sind verboten, denn sie reichern sich in der Pflanze an und sind später auch in der getrockneten Droge zu finden. Besonders schwere Böden können durch Sand aufgelockert werden, um eine bessere Belüftung zu ermöglichen.

Johanniskraut ist eine dekorative und genügsame Pflanze, die problemlos im eigenen Garten angebaut werden kann

Vor Schädlingsbefall sind die Hypericumarten relativ sicher, und gerade das Tüpfeljohanniskraut scheint aufgrund seines Gehalts an Hypericin, dem roten Farbstoff des Pflanzensafts, von Viren gemieden zu werden. In seltenen Fällen wurden Schimmelpilze auf Blättern und Sproßachse beobachtet, die durch farbliche Veränderung der Pflanze jedoch leicht zu erkennen sind. Die Ernte des blühenden Krauts erfolgt auch im eigenen Garten zwischen Juni und September.

... bis zur Herstellung spezieller Zubereitungen

Wurde das Johanniskraut vorschriftsmäßig getrocknet, kann es geschnitten und in einem dicht schließenden Gefäß an einem dunklen, trockenen Ort etwa ein Jahr lang aufbewahrt werden. Die fein geschnittene Droge wird in erster Linie zur Herstellung von Johanniskrauttee eingesetzt. Dazu werden zwei Gramm des Krauts (etwa ein gehäufter Teelöffel) mit 150 Milliliter kochendem Wasser übergossen und nach zehn Minuten abgeseiht. Zur Behandlung depressiver Ver-

stimmungszustände, Angst oder nervöser Unruhe sollte eine solche Tasse über mehrere Wochen zweimal täglich getrunken werden.
Die bekannteste Zubereitung des Johanniskrauts ist nach dem Tee das rubinrote Johannisöl *(Oleum Hyperici)*. Hierfür werden lediglich die frisch zerriebenen Blüten und Blütenknospen verwendet, die sofort in ein helles Schraubglas zu füllen und mit Olivenöl zu übergießen sind (ein Liter Olivenöl auf 250 Gramm Blüten). Zur Gärung wird das unverschlossene Glas fünf Tage an einen warmen Ort gestellt und wiederholt umgeschüttelt. Danach wird das Glas verschlossen und etwa sechs Wochen der Sonne ausgesetzt, bis das Öl leuchtendrot gefärbt ist. Nun kann das Öl durch Mull filtriert und nach weiteren sieben Tagen vorsichtig von am Boden der Flasche befindlichem Wasser abgeseiht werden. Es ist in dunklen Flaschen bei kühler Lagerung etwa ein Jahr haltbar.

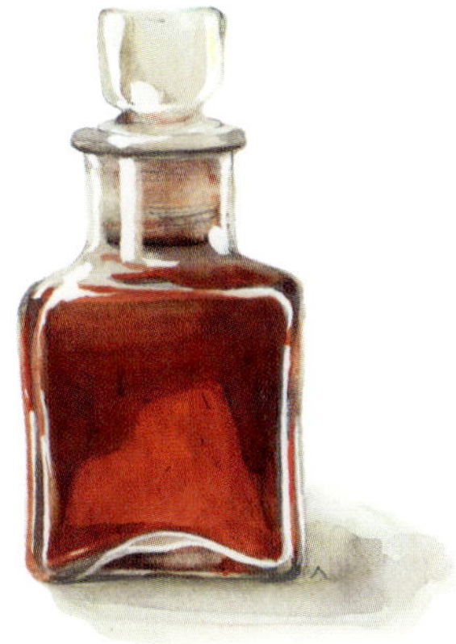

Das Johannisöl eignet sich innerlich zur Behandlung von Schleimhautentzündungen des Magen-Darm-Trakts oder bei nervösen Magenbeschwerden (zwei- bis dreimal täglich ein Teelöffel). Äußerlich dient es als Einreibung bei Prellungen, Quetschungen, Verbrennungen, Wundliegen und zur Pflege von überanstrengter und spröder Haut.
Zur Herstellung eines alkoholischen Johanniskrautextrakts, der Johanniskrauttinktur, werden Blätter und Blüten von den oberen Triebspitzen der Pflanze abgepflückt und in ein dunkles Schraubglas gefüllt. Das Glas wird mit Weingeist (100 Gramm 70prozentiger Alkohol auf 20 Gramm Droge) aufgefüllt, verschlossen und unter gelegentlichem Umschütteln zehn Tage stehengelassen. Danach kann die Tinktur abgeseiht und in dunkle Tropfflaschen umgefüllt werden.
Die Einnahme von dreimal täglich zehn Tropfen Tinktur eignet sich zur Behandlung von Schlaflosigkeit, nervlicher Erregung und Schockzuständen. In schweren Fällen kann auch ein halbes Likörglas Johanniskrauttinktur eingenommen werden. Zu beachten ist bei dieser Zubereitung der hohe Alkoholgehalt des Arzneimittels.
Zur Behandlung von vorübergehender Unruhe, nervösen Störungen und Hautleiden sind die selbstgemachten Johanniskrautspezialitäten

Bei schwerwiegenden Erkrankungen gilt: Nach Abklärung durch den Arzt sind standardisierte Präparate aus der Apotheke zu verwenden

sicher anwendbar. Wird die Pflanze jedoch zur Therapie leichter bis mittelschwerer Depressionen eingesetzt, sollte Johanniskraut nur auf ärztlichen Rat und dann in Form von standardisierten Präparaten aus der Apotheke verwendet werden. Nur diese Produkte verfügen nachweislich über einen vorgeschriebenen Mindestgehalt an wirksamen Inhaltsstoffen, ohne den eine therapeutische Wirkung nicht möglich ist. Die in der Apotheke erhältlichen Johanniskrautpräparate werden von Fachleuten auf Identität, Verfälschungen und Gehalt geprüft, so daß Verwechslungen und mindere Qualität der Droge nicht in den Handel gelangen können.

Kapitel 3

Hypericum – neue wissenschaftliche Erkenntnisse

Die wissenschaftliche Untersuchung des Johanniskrauts begann bereits im letzten Jahrhundert. Damals konnte man außer Gerbstoffen jedoch keinen Wirkstoff isolieren, der die medizinische Anwendung der alten Heilpflanze gerechtfertigt hätte. Um die Jahrhundertwende wurden die ersten chemischen und spektroskopischen Untersuchungen von Hypericin, dem roten Farbstoff von *Hypericum perforatum L.*, durchgeführt. Aufgrund der mangelnden apparativen Ausrüstung waren die Ergebnisse jedoch gering und widersprüchlich.

In der Mitte unseres Jahrhunderts begann mit der Entdeckung der antipsychotischen Wirkung des synthetisch hergestellten Neuroleptikums Chlorpromazin (1952) die Ära der Phenothiazinderivate. Diese Substanzklasse bildete den Ausgangspunkt der modernen medikamentösen Psychotherapie. In den darauffolgenden Jahren wurde eine große Zahl strukturverwandter Verbindungen synthetisiert und in den Markt eingeführt. Medikamente pflanzlichen Ursprungs wie Schlafmohn, Belladonna, Bilsenkraut, Stechapfel und natürlich Johanniskraut, die seit Jahrtausenden zur Behandlung von Depressionen eingesetzt wurden, gerieten angesichts der Erfolge synthetischer antipsychotischer Wirkstoffe in Vergessenheit.

Erst in den letzten fünfundzwanzig Jahren interessierte sich die moderne Wissenschaft in zunehmendem Maß für die Untersuchung des Johanniskrautextrakts. Zum einen versuchte man, sich dem Zeitgeist, der unter dem Motto »Zurück zur Natur« stand, anzupassen, zum anderen entpuppte sich das Johanniskraut durch seine überzeugenden Behandlungserfolge als eine sinnvolle Alternative zu der

Neuroleptika gehören zu einer Klasse der Psychopharmaka, die eine relative Gleichgültigkeit gegenüber der Umwelt auslöst, ohne das Bewußtsein und die intellektuellen Fähigkeiten einzuschränken. Sie werden unter anderem zur Behandlung von Erregungs- und Angstzuständen eingesetzt. Antidepressiva sind Psychopharmaka, die bei Depressionen angewendet werden. Sie wirken je nach Struktur stimmungsaufhellend und antriebssteigernd oder ruhigstellend und angstlösend.

nebenwirkungsreichen Therapie mit synthetischen Neuroleptika und Antidepressiva.
Die Folge ist, daß fast jedes Jahr neue pharmazeutische oder medizinische Erkenntnisse über das Johanniskraut, seine Inhaltsstoffe und deren Wirkungsmechanismen veröffentlicht werden.

Die Inhaltsstoffe des Johanniskrauts

Die oberirdischen Bestandteile des Johanniskrauts wurden hinsichtlich ihrer Inhaltsstoffe und Wirksubstanzen eingehend untersucht. Wie alle Naturprodukte setzt sich auch diese Droge aus einer Vielzahl von chemischen Verbindungsklassen zusammen, von denen hier nur die erwähnt werden sollen, die für die Wirksamkeit der Pflanze wahrscheinlich ausschlaggebend sind.

Hypericin und verwandte Verbindungen

Der auffälligste Inhaltsstoff des Tüpfeljohanniskrauts ist der rote Farbstoff des Pflanzensafts, das Hypericin. Er wird auch als Hypericumrot bezeichnet und ist in den Gewebslücken der Pflanze, vorwiegend in den Blütenblättern, lokalisiert. Er gilt als ein Charakteristikum der Gattung Johanniskraut, konnte bisher aber nur bei etwa der Hälfte aller untersuchten Arten gefunden werden. In der arzneilich verwendeten, getrockneten Droge *Hyperici herba* sind Hypericin und hypericinähnliche Substanzen zu 0,1 bis 0,15 Prozent enthalten.

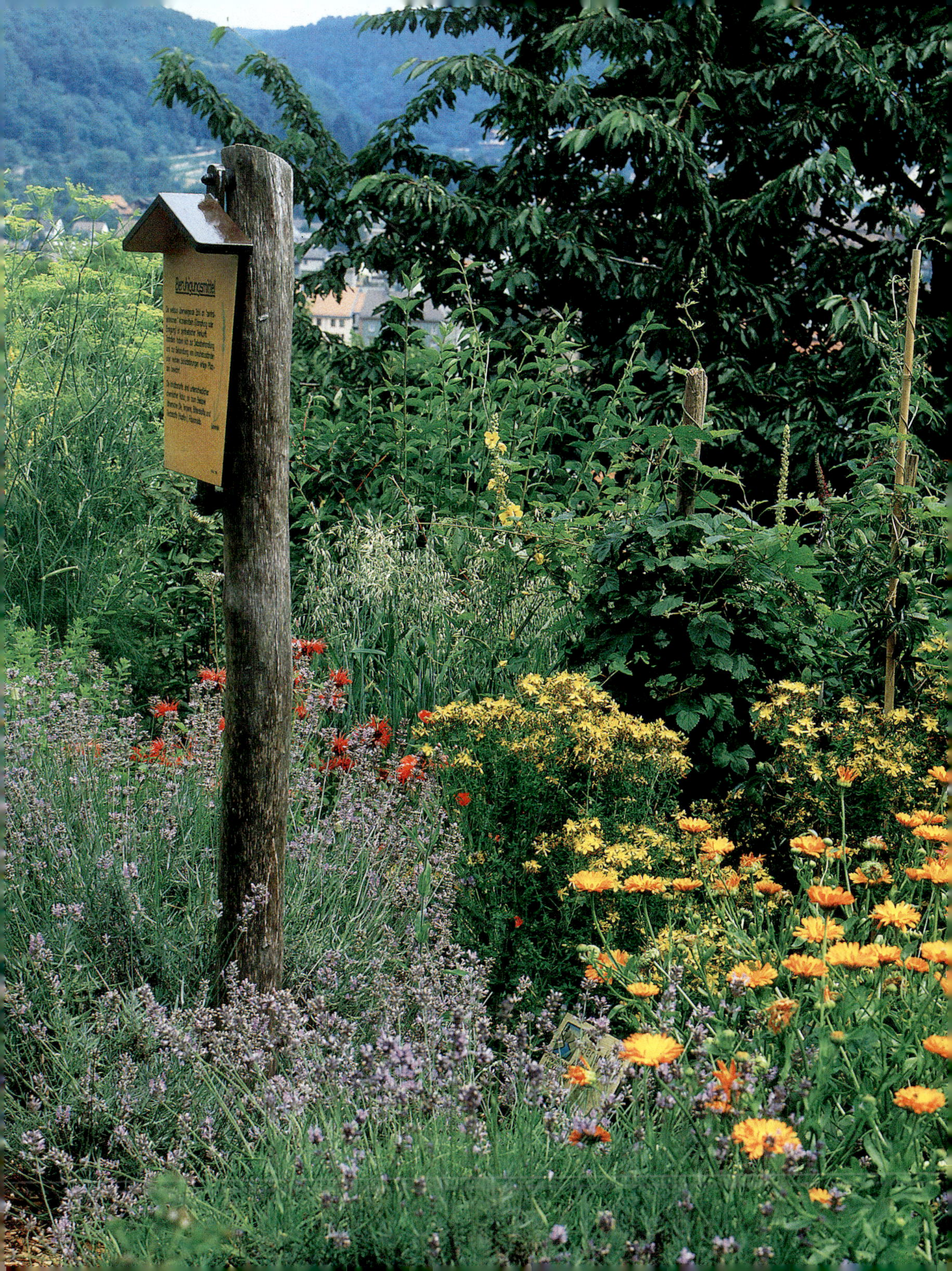
Beruhigungsmittel

Die jungen Triebe von *Hypericum perforatum L.* enthalten mehr Hypericin als die blühende Pflanze. Diese Tatsache ist darauf zurückzuführen, daß die dunklen Exkretbehälter, die den Farbstoff beinhalten, bei den kleinen Blättern bereits vollständig ausgebildet sind. Die Sproßachse der jungen Pflanze ist jedoch noch nicht verholzt, so daß ihr Trockengewicht bedeutend geringer ist als das der blühenden Pflanze.

Die Früchte des Tüpfeljohanniskrauts enthalten kein Hypericin, so daß der Gehalt des Krauts mit zunehmender Größe der Samenkapsel gegen Ende der Vegetationsperiode abnimmt. Dieser Sachverhalt erklärt die uralte Empfehlung unserer Vorfahren, Johanniskraut zur Zeit des Johannistages zu sammeln.

Die Blüten von *Hypericum perforatum L.* enthalten mehr als doppelt so viel Hypericin wie die ganze Droge (bis zu 0,4 Prozent), und die Staubblätter sind mit 0,8 Prozent das hypericinhaltigste Pflanzenorgan. Daher ist die Vorschrift des DAB EB 6, für die Herstellung der roten Johanniskrautöls nur die frischen Blüten des Tüpfeljohanniskrauts zu verwenden, durchaus sinnvoll.

Chemisch gesehen ist Hypericin ein Anthracenderivat. Eine Reihe von charakteristischen Drogeninhaltsstoffen leiten sich vom Anthracen ab. So auch die Dianthrone, die als Naphthodianthrone die Substanzklasse der Hypericine bilden. Der wichtigste Vertreter der Hypericine im Tüpfeljohanniskraut ist das rote Hypericin. Andere, ebenfalls vorhandene Hypericine sind Pseudohypericin sowie die Synthesevorstufen Protohypericin oder Protopseudohypericin, die sich unter Einwirkung von Licht in die Endprodukte umsetzen. Sie unterscheiden sich in ihrer Struktur nur minimal vom Hypericin.

Da der für die Wirkung des Tüpfeljohanniskrauts verantwortliche Inhaltsstoff nicht bekannt ist, wird zur Qualitätsbestimmung des Gesamtextrakts der Pflanze der Gehalt einer oder mehrerer Leitsubstanzen bestimmt.

Eine Leitsubstanz ist dadurch gekennzeichnet, daß sie chemisch eindeutig definiert, stabil und analytisch einfach und genau zu bestimmen ist. Die Leitsubstanzen in *Hypericum perforatum L.* sind Hypericin und hypericinartige Verbindungen. Die anderen wirksamen

Inhaltsstoffe verhalten sich in der Regel proportional zum Hypericingehalt, so daß bei hohem Anteil dieser wertbestimmenden Substanz ein insgesamt wirksamer Extrakt zu erwarten ist. Der Gehalt des Drogenextrakts wird in Milligramm Gesamthypericin, berechnet als Hypericin, angegeben.

Der Gehalt an Dianthronen wird nach der Vorschrift des DAC 1986 photometrisch mit Hilfe der spezifischen Lichtabsorption des Hypericins bestimmt. Die Droge *Hyperici herba* wird mit Aceton extrahiert und muß 0,04 Prozent Dianthrone, berechnet als Hypericin, enthalten, um den Anforderungen des DAC gerecht zu werden.

Der rote Farbstoff Hypericin bestimmt zur Zeit noch die Güte des Johanniskrauts

Flavonoide

Eine weitere große Klasse von Naturstoffen, die auch im Tüpfeljohanniskraut zu 0,5 bis einem Prozent vertreten ist, ist die Gruppe der Flavonoide. Flavonoide sind meist gelbe, orangefarbene, rote, blaue oder schwarze Farbstoffe und daher für die Färbung von Blüten, Blättern, Früchten und anderen Pflanzenbestandteilen verantwortlich. Die Flavonoide sind mit ihrer krebshemmenden, immunstimulierenden und verdauungsfördernden Wirkung einer der Hauptgründe für die gesundheitsfördernden Eigenschaften der vegetarischen Ernährung.

Das Hauptflavonoid der Hypericumarten ist mit zwei bis vier Prozent das zitronengelbe Quercetin mit seinen Glykosiden (Zuckerverbindungen), zum Beispiel Quercitrin und Rutosid. Das erste aus *Hypericum perforatum L.* isolierte Flavonoid war das hellgelbe Quercetin-3β-D-galaktosid (1937), das auch als Hyperosid bezeichnet wird. Es folgten die seltener vorkommenden Biflavonoide I3.II8-Biapigenin (0,1 bis 0,5 Prozent) und I3.II8-Biapigenin (Amentoflavon), die nur in geringer Menge in Blüten zu finden sind. Amentoflavon hat ausgeprägte entzündungshemmende Wirkungen. Weitere Flavonoide im Johanniskraut sind die gelben Verbindungen Luteolin, Kämpferol, Myricetin, Rutin und Dihydroquercetin.

Hyperforin

Das Phloroglucinderivat Hyperforin wurde in den Jahren 1971 bis 1975 eingehend von russischen Forschungsgruppen untersucht. Es ist chemisch eng verwandt mit den für die beruhigende Wirkung des Hopfens verantwortlichen Inhaltsstoffen und könnte der Grund für die Anwendung des Johanniskrauts als Beruhigungsmittel sein.

Hyperforin ist in den frischen Blüten, Knospen und Samenkapseln von *Hypericum perforatum L.* in relativ hoher Konzentration vorhanden (zwei bis vier Prozent), wird während des Trocknungsvorgangs und in Drogenauszügen (zur Herstellung von Dragees) und Lösungen (Tee) jedoch rasch abgebaut. In frischem Johannisöl ist es neben den Flavonoiden und der strukturverwandten Verbindung Adhyperforin in hoher Konzentration enthalten. Hier kommt seine ausgeprägte antibakterielle Wirkung zum Einsatz. Hyperforin konnte nach innerlicher Anwendung von Johanniskraut auch im Gehirn nachgewiesen werden. Einige Wissenschaftler halten diese Verbindung für die Wirksubstanz der Droge.

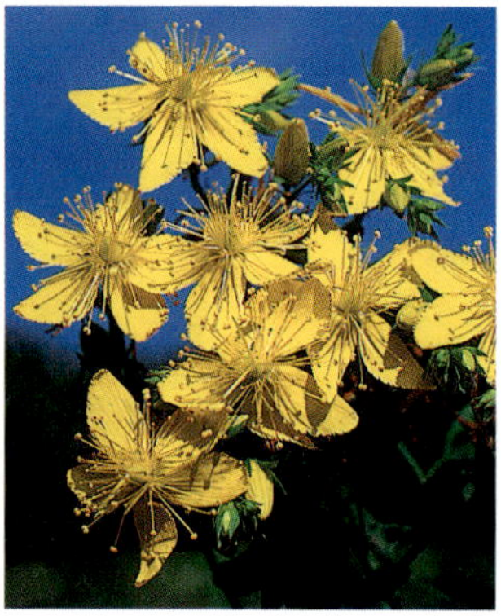

Gerbstoffe

Gerbstoffe sind mit 3,8 bis 16,4 Prozent in *Hypericum perforatum L.* enthalten und haben einen gewissen Anteil am Gesamtwirkungsspektrum. Aufgrund des hohen Gehalts wird die Droge häufig auch als Gerbstoffdroge bezeichnet.

Johanniskraut ist eigentlich eine typische Pflanze gegen Hauterkrankungen

Die in der Heilkunde und Medizin angewandten Gerbstoffe haben die Eigenschaft, Eiweißstoffe der obersten Gewebeschichten der Schleimhäute und der Bindegewebe unter Bildung einer zusammenhängenden, fest anhaftenden Membran auszufällen. Dadurch wird die Reizempfindlichkeit der Nervenendigungen herabgesetzt, so daß Gerbstoffe reizmildernd, entzündungshemmend und leicht örtlich betäubend wirken. Auf der Darmschleimhaut verhindern sie die Aufnahme giftiger Eiweißabbauprodukte aus verdorbenen Lebensmitteln und hemmen die Entwicklung und das Eindringen von Bakterien in das Gewebe.

Aus dem Johanniskraut konnten die nicht wasserlöslichen Gerbstoffbausteine (+)-Catechin und (–)-Epicatechin isoliert werden, die bei Durchfall helfen. Durch die Kombination mit dem entzündungshemmenden Amentoflavon ist Johanniskraut daher ein wirkungsvolles Heilmittel bei Magen-Darm-Infektionen, das besonders für die Anwendung bei Kindern geeignet ist.

Blütenfarbstoffe

In den Blüten von *Hypericum perforatum L.* wurde neben dem gelben Hyperosid und dem roten Hypericin auch Cyanidinchlorid nachgewiesen. Diese Verbindung gehört in die Substanzklasse der Procyanidine, einer Gruppe von Gerbstoffen, die formal den Flavonoiden zugerechnet wird, obwohl sie keine gelb gefärbten Substanzen besitzt. Die Procyanidine machen mit etwa 14 Prozent einen großen Anteil des getrockneten Johanniskrauts aus. In Weißdornpräparaten ist diese Stoffgruppe für die Herzwirksamkeit verantwortlich, und auch die Hypericum-Procyanidine zeigten in Laborversuchen eine Kräftigung und Durchblutungsförderung des Herzmuskels.

Das Herz kommt zu kurz: Fast alle Untersuchungen beschränken sich auf die psychische Wirkung

Ätherische Öle

Neben den dunklen Gewebslücken, die den roten hypericinhaltigen Pflanzensaft beinhalten, besitzt das Johanniskraut auch helle, kugelige Exkretbehälter, die häufig durchsichtig sind. Sie lassen die Blätter perforiert erscheinen. Sticht man einen hellen Sekretbehälter mit einer Nadel an, so tritt eine klare, zähe Flüssigkeit aus, die nach Harz riecht. Es handelt sich hierbei vermutlich um ein Gemisch aus ätherischen Ölen mit harzähnlichen Komponenten. Der harzige Geruch des Johanniskrauts wurde bereits in mittelalterlichen Kräuterbüchern beschrieben. Das Öl ist von heller Farbe mit krautigem, tannenduftartigem Geruch und zu 0,05 bis 0,9 Prozent im Johanniskraut enthalten. Es besteht in erster Linie aus Kohlenwasserstoffen mit verzweigter und unverzweigter Kette. In größerer Menge enthalten sind 2-Methyloctan (16,4 Prozent), α-Pinen (10,6 Prozent), der Hauptbestandteil des Terpentinöls, Dodecanol (5,0 Prozent) und β-Caryophyllen (3,0 Prozent). Nachgewiesen wurde in geringen Mengen auch der Alkohol 2-Methyl-3-buten-2-ol, der als wirksame Verbindung der beruhigend wirkenden Hopfenzapfen diskutiert wird. Durch ihre Eigenschaft, schnell zu Verdunsten, erzeugen die ätherischen Öle Kälte, so daß sie bei äußerlicher Anwendung kühlend und schmerzlindernd wirken.

Wirkungsmechanismus und Wirksamkeiten

Da die Johanniskrautpräparate in den letzten Jahren bei der Behandlung leichter bis mittelschwerer depressiver Verstimmungszustände zunehmend an Bedeutung gewonnen haben (die Anwendung hat sich in den letzten zehn Jahren verzehnfacht), wurde die Frage nach dem Wirkungsmechanismus des Pflanzenextrakts immer aktueller. Zunächst waren die Wissenschaftler der Ansicht, daß der Johanniskrautextrakt genauso wie einige der älteren Antidepressiva wirke. Diese Annahme konnte jedoch in neueren Studien nicht bestätigt werden, was zur Folge hatte, daß zahlreiche Untersuchungen zur Aufklärung der wirksamen Substanz und ihres Wirkprinzips folgten.
Um die Untersuchungen am Johanniskrautextrakt besser darstellen zu können, werden hier zunächst die Wirkungsmechanismen der synthetischen Antidepressiva beschrieben, um dann Parallelen beziehungsweise Unterschiede im Wirkprinzip des Naturextrakts darlegen zu können: Die Nervenzellen des Körpers kommunizieren über bestimmte Botenstoffe (Neurotransmitter) miteinander. Ein Großteil der Nervenzellen verständigt sich über Noradrenalin, das im Ruhezustand in den Zellen gespeichert ist. Bei Erregung wird es aus der ersten Zelle in den Zellzwischenraum zur folgenden Zelle (synaptischer Spalt) freigesetzt und erregt dort die speziell für dieses Hormon vorhandenen »Antennen« der folgenden Zelle. Diese Empfänger werden auch (noradrenerge) Rezeptoren genannt. Die Erregung der Nervenzellen setzt sich mit Hilfe des Enzyms Proteinkinase C von Zelle zu Zelle fort. Hat eine Nervenzelle die folgende Zelle informiert, wird das Noradrenalin im synaptischen Spalt nicht mehr benötigt und durch einen aktiven Transportmechanismus in die erste Zelle zurückbefördert. Etwa 90 Prozent des freigesetzten Noradrenalin werden durch diese neuronale Wiederaufnahme recycelt. Der Rest wird durch die Enzyme **M**ono**a**min**o**xidase (MAO) und **C**atecholamin-**O**-**M**ethyl-**T**ransferase (COMT) zu inaktiven Verbindungen abgebaut.
Weitere Botenstoffe des Nervensystems sind neben Noradrenalin zum Beispiel Serotonin und Dopamin. Serotoninerge Nervenzellen spielen ebenfalls eine wichtige Rolle bei psychischen Abläufen, dopaminerge

Nervenzellen befinden sich im zentralen Nervensystem (Gehirn und Rückenmark). Von den klassischen Antidepressiva werden sie meist nur wenig beeinflußt.

Vermutete Wirkungsmechanismen ...

Untersuchungen an Patienten haben gezeigt, daß der Informationsfluß zwischen den Nervenzellen bei depressiven Erkrankungen gestört ist. Die Zusammenarbeit zwischen den im synaptischen Spalt befindlichen Neurotransmittern und den Rezeptoren der folgenden Zelle funktioniert nicht optimal.

Die klassischen trizyklischen – aus drei Ringen aufgebauten – Antidepressiva blockieren den Rücktransport der freigesetzten Transmitter Noradrenalin und Serotonin aus dem synaptischen Spalt und führen so kurzfristig zu einer Verstärkung der Signale an der folgenden Zelle. Die sogenannten MAO-Hemmer, eine andere Gruppe der Antidepressiva, verhindern den Abbau von Noradrenalin und Serotonin durch das Enzym Monoaminoxidase. Neue Substanzen wie Serotonin-Wiederaufnahme-Hemmer (SSRI, Selektive Serotonin Reuptake-Inhibitoren) blockieren speziell die Wiederaufnahme des Serotonins in die Zelle. Der Rücktransport von Noradrenalin wird durch die SSRI nicht beeinflußt.

Die synthetischen Antidepressiva scheinen also durch Hemmung der verschiedenen Inaktivierungsmechanismen die Wirkungen der neuronalen Botenstoffe Noradrenalin und Serotonin im zentralen Nervensystem zu verstärken.

Als Wirksubstanz des Johanniskrautextrakts wurde lange Zeit der rote Farbstoff Hypericin angesehen, der als MAO-Hemmer den Abbau von Noradrenalin verhindern sollte. Untersuchungen mit der Reinsubstanz Hypericin haben jedoch ergeben, daß eine MAO-Hemmung erst in Konzentrationen ausgelöst wird, die im Johanniskrautextrakt gar nicht erreicht werden. Der Hypericingehalt in Hypericumpräparaten ist zu gering, um allein für die antidepressive Wirkung verantwortlich zu sein. Eine weitere Schwachstelle dieser Theorie ist die Tatsache, daß die Wirkung der Antidepressiva erst nach zwei bis drei Wochen eintritt. Die beschriebenen Wirkprinzipien der Antidepressiva stellen jedoch akute

Effekte dar. Das heißt, daß nach dem Spritzen einer antidepressiven Substanz innerhalb von wenigen Minuten eine Wirkung zu erwarten wäre. Aber sowohl die synthetischen Medikamente als auch der Naturextrakt verbessern den Zustand der Patienten erst nach einigen Tagen der Einnahme.
Die Wissenschaftler gehen heute davon aus, daß eine Depression durch einen Mangel oder eine mangelnde Wirkung der Neurotransmitter im synaptischen Spalt hervorgerufen wird und durch die vermehrte Bereitstellung von Botenstoff behandelt werden kann. Das alleinige Vorhandensein von mehr Noradrenalin oder Serotonin ist aber vermutlich nicht für die Wirkung verantwortlich, sondern scheint lediglich Auswirkungen auf die Rezeptoren der folgenden Zelle zu haben.
Aufgrund der unzureichenden Klärung des Wirkungsmechanismus von Antidepressiva untersuchte die pharmakologische Forschung neben den akuten Wirkungsmechanismen daher auch Vorgänge, die im zentralen Nervensystem erst nach einer ereignislosen Zeit von zwei bis drei Wochen in Erscheinung treten. Für die durch Noradrenalin und Serotonin kommunizierenden Zellen konnten Veränderungen in der Empfindlichkeit der Rezeptoren nachgewiesen werden, die wahrscheinlich durch das vermehrte Vorhandensein der Neurotransmitter im synaptischen Spalt nach Einnahme von Antidepressiva hervorgerufen werden.
Der bekannteste Effekt, der durch erhöhte Noradrenalinkonzentration im synaptischen Spalt hervorgerufen wird, ist die β-Down-Regulation. Damit ist eine Dichteabnahme eines bestimmten Rezeptors (β-Rezeptor) gemeint. Die Verringerung der Rezeptordichte führt zu einer verminderten Reizleitung. Andere Empfänger, die α_1-Rezeptoren, reagieren auf die erhöhte Noradrenalinkonzentration im synaptischen Spalt mit einer Dichtezunahme.
Die Konzentrationserhöhung von Serotonin im synaptischen Spalt der serotoninergen Nervenzellen bewirkt wiederum eine Dichteabnahme der Empfänger (5-HT_2-Rezeptoren). Einige Forscher vermuten hier eine räumliche Abschirmung der Rezeptoren durch Wirkstoffe des Hypericumextrakts, so daß sie als Empfänger für die Signale des Serotonin nicht mehr zur Verfügung stehen. Ferner ist eine erhöhte Empfindlichkeit der Serotoninrezeptoren (5-HT-Rezeptoren) zu be-

obachten. Bei der Behandlung mit unterschiedlichen Antidepressiva fällt auf, daß nicht alle Substanzen eine β- und 5-HT_2-Down-Regulation auslösen, daß aber immer einer der beiden Prozesse eingeleitet wird.
Aufgrund dieser Beobachtungen gehen die Pharmakologen heute davon aus, daß das Modell der »adaptiv veränderten neuronalen Rezeptoren« den Wirkungsmechanismus der Antidepressiva am besten beschreibt. Das Wirkprinzip besteht wahrscheinlich aus einer Anpassung der Dichte verschiedener Rezeptoren, die zusammen oder allein die antidepressiven Eigenschaften verschiedener Substanzen auslösen.

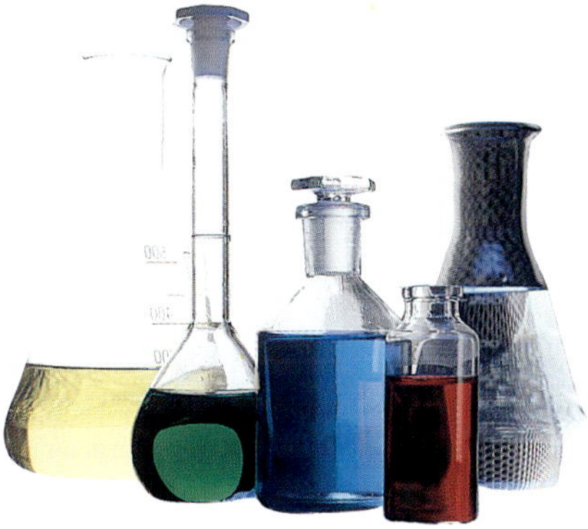

Bei der Untersuchung des Johanniskrautextrakts im Reagenzglas konnte festgestellt werden, daß in therapeutischen Dosen von 900 Milligramm Extrakt pro Tag (3 x 300 mg/d) sowohl die Wiederaufnahme von Noradrenalin als auch von Serotonin und Dopamin in die Zelle deutlich gehemmt wird. Dadurch nimmt wahrscheinlich die Dichte der Rezeptoren in der frontalen Hirnrinde ab, und die Mechanismen der Nervenreizleitung ordnen sich neu.

Extrakte, die mit dem Phloroglycinderivat Hyperforin angereichert worden waren, zeigten deutliche Hemmeffekte auf die Neurotransmittersysteme. Besonders stark war die Wiederaufnahmehemmung von Serotonin ausgeprägt. Auch im Verhaltenstest an Ratten waren die hyperforinreichen Extrakte gut wirksam.
Sowohl der Johanniskrautextrakt als auch reines Hyperforin blockieren dabei nicht wie die trizyklischen Antidepressiva oder die Serotonin-Wiederaufnahme-Hemmer das Transportmolekül für den aktiven Rücktransport der Botenstoffe. Wahrscheinlich liegt hier ein anderer, bisher unbekannter Hemmechanismus vor, der auch als Modell für das Wirkprinzip neuer Antidepressiva dienen könnte.

In hohen Konzentrationen besitzen Hyperforin und Adhyperforin beruhigende Eigenschaften.

Hypericin zeigte in therapeutisch relevanten Konzentrationen lediglich eine Hemmung der Wiederaufnahme von Serotonin. Das ebenfalls häufig als Leitsubstanz herangezogene Flavonoid Kämpferol blockierte in keinem der Systeme die Abbauenzyme MAO oder COMT und hemmte auch nicht die Wiederaufnahme der Neurotransmitter.

Zur Überprüfung einer MAO- oder COMT-hemmenden Wirkung anderer Verbindungen im Extrakt wurden verschiedene Inhaltsstoffe aus den oberirdischen Pflanzenteilen des Krauts in reiner Form isoliert und als Einzelsubstanzen im Reagenzglas getestet. Eine Hemmung des Enzyms MAO-A (ein Subtyp der Monoaminoxidase) konnte nur für wenige Flavonoide und Xanthone nachgewiesen werden. Von diesen Verbindungen kommen nur Quercetin und Quercitrin als wirksame Bestandteile des Hypericumextrakts in Frage, da die übrigen Substanzen im Johanniskraut nur in Spuren vorhanden sind. Eine schwache COMT-Hemmung sowie die starke antriebssteigernde Wirkung des Johanniskrautextrakts werden ebenfalls auf die Flavonoide und ihre Glykoside zurückgeführt. Die Biflavonoide Biapigenin und Amentoflavon sollen für die beruhigenden Effekte des Johanniskrautextrakts verantwortlich sein.

Wirksamkeit durch komplexe Wirkung: Gesteigerte Lichtausnutzung, Vermehrung von Botenstoffen des Nervensystems, hormonale Effekte und Beeinflussung des Immunsystems sind wahrscheinlich für die Wirkung des Johanniskrauts verantwortlich

Als ein anderer Wirkungsmechanismus des Johanniskrautextrakts wird die durch Hypericin ausgelöste Hemmung von Proteinkinase C, einem Enzym, das an der Signalübertragung zwischen den Zellen beteiligt ist, diskutiert. Die Inaktivierung dieses Enzyms ist wahrscheinlich auch für den virenhemmenden Effekt des Hypericumextrakts verantwortlich.

… Tierexperimente …

In tierexperimentellen Untersuchungen zur Wirkung von Hypericumextrakt oder Hypericin konnten mit einem alkoholischen Auszug aus *Hypericum perforatum L.* an Mäusen einige Eigenschaften gezeigt werden, die typisch für synthetische Antidepressiva sind: Das Neugierverhalten der Tiere nahm nach Gabe von Johanniskrautextrakt dosisabhängig zu. Die Mäuse stellten sich häufiger auf die Hinterläufe und waren insgesamt aktiver. Die Schlafzeit nach Verabreichung einer bestimmten Menge Alkohol verlängerte sich drastisch, und die Aktivität der Tiere am Wasserrad steigerte sich in Abhängigkeit von der verabreichten Menge Extrakt. Die Aggressivität männlicher Kampfmäuse verringerte sich deutlich nach dreiwöchiger Behandlung mit Hypericumextrakt. Eine Verringerung der Körpertemperatur, die durch Gabe der Substanz Reserpin ausgelöst wurde, konnte durch Johanniskrautextrakt verringert beziehungsweise unterbunden werden. Der Einfluß auf die Körpertemperatur ist typisch für viele zentral wirksame Arzneimittel.

... und Wirkungen bei Probanden und Patienten

In der Volksmedizin wird dem Johanniskraut eine positive Wirkung auf die Ausnutzung des Lichts (Lichtutilisation) zugeschrieben. Um diese Behauptung zu überprüfen, wurde bei freiwilligen Probanden der Einfluß von Hypericumextrakt auf die nächtliche Melatoninausschüttung überprüft. Melatonin ist ein Hormon des Nervensystems, das wahrscheinlich nur von der Zirbeldrüse in Abhängigkeit vom Hell-Dunkel-Rhythmus freigesetzt wird. Die Einnahme eines Hypericumpräparats über drei Wochen führte zu einer Steigerung der Melatoninsekretion. Die Probanden wurden regelmäßig einmal pro Nacht geweckt und sahen in Licht unterschiedlicher Stärke. Vor der Einnahme des Johanniskrauts führte nur ein Lichtpuls von mehr als 2500 Lux zu einer Verringerung der Melatoninausschüttung. Nach der dreiwöchigen Medikation konnte bereits mit einem Lichtpuls von 300 Lux eine Verringerung der Melatoninfreisetzung ausgelöst werden.
Der Blutspiegel des körpereigenen Glucocorticoids Cortisol steigt in Streßsituationen erheblich an. Nach dem Wecken der Probanden war nach dreiwöchiger Einnahme des Johanniskrautextrakts eine Verringerung des Cortisolanstiegs im Gegensatz zur Kontrollgruppe zu beobachten. Diese neurobiologischen Effekte des Johanniskrauts werden den Hypericinen zugeschrieben.
Wirksame Antidepressiva erhöhen die Konzentration der Neurotransmitter und ihrer Abbauprodukte im Urin der Patienten. Im Rahmen einer klinischen Studie wurde bei Patienten die Konzentration von 3-Methoxy-4-hydroxy-phenylglycol (MHPG), einem Abbauprodukt des

Noradrenalins, im Harn von Patienten vor und nach der Gabe eines Johanniskrautextrakts untersucht. Bereits zwei Stunden nach der ersten Einnahme konnte ein enormer Konzentrationsanstieg von MHPG gemessen werden. Damit hat der Hypericumextrakt ähnliche Wirkungen wie synthetische Antidepressiva, die einen deutlichen Anstieg der MHPG-Ausscheidung als Ausdruck der antidepressiven Wirkung hervorrufen. Die vermehrte Ausscheidung dieses Abbauprodukts deutet auf eine MAO-Hemmung des Extrakts hin, da Noradrenalin durch Monoaminoxidase zu einer anderen Substanz (Vanillinmandelsäure) abgebaut würde.

Um die Auswirkungen von Hypericumextrakt auf die Wachheit und Wahrnehmung zu untersuchen, wurden bei depressiven Patienten unter Therapie mit Johanniskraut Elektroenzephalogramme (EEG) abgeleitet. Der Hypericumextrakt zeigte einen entspannungsfördernden Effekt und schränkte im Gegensatz zu einem ebenfalls geprüften Tranquilizer nicht das Bewußtsein und die Wahrnehmung ein.

Eine andere EEG-Untersuchung an Probanden zeigte eine beschleunigte Informationsverarbeitung im Gehirn nach vierwöchiger Einnahme von Hypericumextrakt. Dieser Effekt war unter Anwendung eines synthetischen Antidepressivums in der Kontrollgruppe nicht zu erkennen. Hier klagten die Probanden häufig über Müdigkeit.

Der Einfluß von Hypericumextrakt auf das Schlafprofil wurde mittels EEG an gesunden Probanden untersucht. Es zeigte sich keine Zunahme des traumlosen Tiefschlafs, und es wurde keine schlaferzwingende Wirkung im Sinne einer Verringerung des Wachanteils beobachtet. Die Einschlafzeit und die Gesamtschlafzeit blieben unverändert. Die Traumphasen mir raschen Augenbewegungen (REM-Schlaf, **R**apid-**E**ye-**M**ovement-Schlaf) wurden ebenfalls nicht beeinflußt. Klassische trizyklische Antidepressiva hingegen unterdrücken die REM-Phase und verhindern damit einen erholsamen Schlaf (vgl. »Schlafstörungen«, Seite 56).

Ein weiterer möglicher Wirkungsmechanismus des Johanniskrautextrakts könnte seine Wirkung auf das Immunsystem sein. Grundlage dieser Hypothese ist die Beobachtung, daß bei verschiedenen Formen von Depressionen ein bestimmtes Hormon (CRH, **C**orticotropin-**R**eleasing-

Hormon) in erhöhter Konzentration vorliegt. Die Blutkonzentration von CRH kann durch Vermittlersubstanzen des Immunsystems (Interleukin-1 und Interleukin-6) beeinflußt werden und ist selbst für die Produktion und Freisetzung von Cortisol verantwortlich. Ein erhöhter Cortisolspiegel kann wiederum unter Umständen Depressionen auslösen.
In verschiedenen Versuchen mit Gesunden und depressiven Patienten wurde nachgewiesen, daß nach Einnahme von Hypericumextrakt die Freisetzung von Interleukin-6 aus den Blutzellen von Probanden und Patienten deutlich unterdrückt wird.
Das Wirkprinzip von Johanniskrautextrakt ist damit noch nicht endgültig geklärt. Neuesten Untersuchungen zufolge ist das instabile Hyperforin eine wichtige Substanz in diesem Cocktail verschiedenartiger Naturstoffe. Experten fordern daher nicht nur eine Standardisierung des Extrakts auf den Hypericin-, sondern auch auf den Hyperforingehalt.
In neueren Untersuchungen an Ratten und Mäusen konnte ferner gezeigt werden, daß der Hypericumextrakt auch Nervenzellen beeinflußt, die durch den Botenstoff Dopamin in Verbindung stehen. Es gibt inzwischen verschiedene Hinweise auf einen solchen dopaminergen Wirkungsmechanismus: Die Wirkungen von Hypericumextrakt im Tierversuch ließen sich durch Dopaminrezeptorenblocker unterbinden, und die Blutspiegel des Hormons Prolactin, die durch den Neurotransmitter Dopamin reguliert werden, waren nach dreiwöchiger Gabe von Johanniskrautextrakt bei Ratten deutlich erniedrigt.

Es existieren zahlreiche überzeugende Theorien, die einer weiteren Abklärung durch wissenschaftliche Studien bedürfen, und es ist nicht auszuschließen, daß die Wirkung des Johanniskrautextrakts auf dem Zusammenwirken mehrerer Substanzen beruht.
Die zur Zeit empfohlene Tagesdosis von 900 Milligramm Extrakt, die umgerechnet etwa zwölf Milligramm pro Kilogramm Körpergewicht (12 mg/kg KG) entspricht, wird durch die Ergebnisse bisher durchgeführter Studien bestätigt.

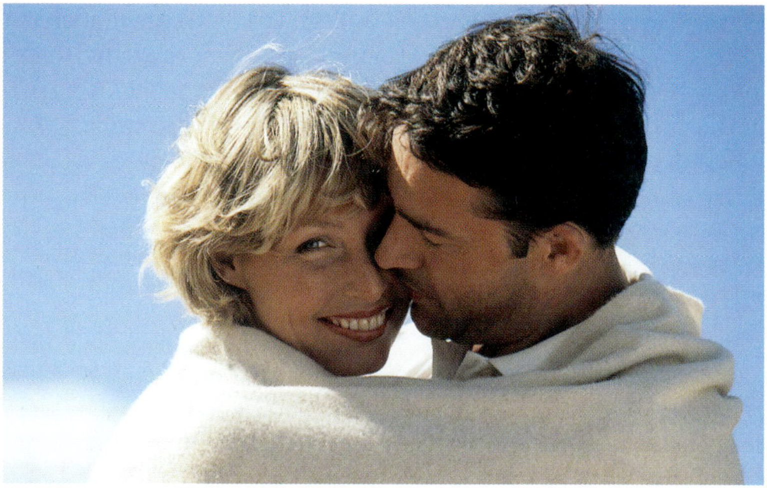

Freude und Gemeinschaft sind die beste Medizin. Erst wenn diese Mittel nicht mehr ausreichen, sind stimmungsaufhellende Arzneimittel angezeigt

Aufgrund seiner Wirkungen und der Ergebnisse klinischer Studien ist der Johanniskrautextrakt als antidepressiv wirksames Arzneimittel einzustufen. Die Hypericumpräparate sollten daher nicht mehr zusammen mit anderen pflanzlichen Arzneimitteln, deren Wirkung nur schlecht oder gar nicht belegt ist, abfällig in den großen Topf der »pflanzlichen Phytopharmaka« geworfen werden. Der Johanniskrautextrakt mit einer definierten Zusammensetzung hat seine Wirksamkeit und Unbedenklichkeit in zahlreichen Versuchen und Studien unter Beweis gestellt und muß daher gleichberechtigt zu den synthetischen Substanzen als Vertreter einer neuen Gruppe in die große Klasse der Antidepressiva eingeordnet werden.

Risiken und Nebenwirkungen

Die Hypericumpräparate erwiesen sich in allen klinischen Studien und Anwendungsbeobachtungen als sehr gut verträglich. In einer Anwendungsstudie mit 3250 Patienten berichteten nur 2,4 Prozent der Behandelten über unerwünschte Arzneimittelwirkungen, und nur 1,45 Prozent der Patienten brachen die Therapie ab. Dabei handelte es sich fast ausschließlich um subjektive Beschwerden, wie leichte

Risiken und Nebenwirkungen

Übelkeit, Appetitlosigkeit, Druckgefühl in der Magengegend, Schwindelgefühl, Hautjucken, Müdigkeit oder innere Unruhe. Die Reaktionen im Magen-Darm-Bereich sind wahrscheinlich auf den hohen Gerbstoffgehalt der Droge zurückzuführen. In seltenen Fällen (0,52 Prozent) kam es zu allergischen Reaktionen.

Toxizität ...

In Tierversuchen erwies sich der Hypericumextrakt in therapeutischer Dosierung als völlig ungiftig. Bei Ratten löste erst die einmalige Gabe einer 1250fachen Überdosierung (5000 mg/kg KG statt 4 mg/kg KG) Anzeichen einer Vergiftung aus. Unspezifische Vergiftungserscheinungen wie reduziertes Körpergewicht und geringfügige Veränderungen des Blutbildes und der Laborwerte traten bei Ratten und Hunden erst nach 26wöchiger Gabe von 70- beziehungsweise 200fachen Überdosierungen der maximalen therapeutischen Dosis auf. Die Fortpflanzungsfähigkeit der Tiere war nicht beeinträchtigt, und Untersuchungen hinsichtlich erbgutverändernder Wirkungen des Johanniskrautextrakts lieferten keine Hinweise auf ein sogenanntes »mutagenes Potential«.

Die toxikologischen Untersuchungen ergaben keine Einwände gegen die tägliche Behandlung normalgewichtiger Personen mit 900 Milligramm Hypericumextrakt (dreimal täglich 3 Dragees eines hochdosierten Präparats).

... und Phototoxizität

Bei extremer Überdosierung können bestimmte Inhaltsstoffe des Johanniskrauts (Hypericine) zu phototoxischen Reaktionen der Haut führen. Die Phototoxizität ist eine unerwünschte Wirkung zahlreicher Chemikalien, Arzneimittel und Kosmetika sowie von Extrakten aus Pflanzen wie *Aloe vera*, *Ginkgo biloba*, Rauschpfeffer und Johanniskraut.

Die beim Johanniskraut als »Hartheukrankheit« oder »Hypericismus« bezeichnete Hautreaktion ist auf eine Photosensibilisierung – das ist eine erhöhte Empfindlichkeit der Haut gegenüber Licht – zurückzuführen. Beobachtet wurde sie zuerst bei hellhäutigen Weidetieren, die

Johanniskraut in größeren Mengen gefressen hatten. Sie litten an sonnenbrandähnlichen Blasen, Hautreizungen und Haarausfall.

Voraussetzung für die Entstehung des Hypericismus ist eine Mindestdosis an Hypericinen und Licht bestimmter Wellenlänge. Die Abhängigkeit des Hypericismus von Licht konnte bereits 1939 in einer Versuchsreihe bewiesen werden: In einer durch Licht aktivierten Reaktion bilden sich aktivierte Formen des Sauerstoffs, die bestimmte Zellbestandteile zerstören können. Die Folge sind Geschwüre und heftige Entzündungen. Bei Mäusen, die Hypericine in einer Dosierung von fünf Milligramm pro Kilogramm Körpergewicht (5 mg/kg KG) erhielten, trat der Tod in Abhängigkeit von der Lichtintensität unmittelbar (Sonnenlicht) nach zehn Minuten (500 Watt für 45 bis 90 Sekunden) oder nach wenigen Tagen (50 Watt) ein. Als Todesursache wurde eine zu starke Durchblutung des Gehirns und des zentralen Nervensystems beobachtet.

In einem weiteren 1981 durchgeführten Tierversuch an Kälbern konnte gezeigt werden, daß auch diese Tierart auf die Zufuhr von Hypericinen und Sonnenexposition empfindlich reagierte. Bei den Rindern konnten Hautrötung, Blasen, Nekrosen, starke Unruhe und Durchfälle provoziert werden. Nach drei bis 30 Tagen trat jedoch bei allen Tieren die vollständige Genesung ein. Obwohl die Dosierungen mit denen des Mäuseversuchs vergleichbar waren, ging keines der Tiere ein.

Hypericismus konnte bei extremer Überdosierung auch beim Menschen ausgelöst werden: Die Testpersonen litten unter Symptomen wie Erregungszuständen, Angst, Schlaflosigkeit und Pulsbeschleunigung, die nach Beendigung der Studie jedoch vollständig zurückgingen. Die Probanden zeigten eine Zunahme der Sensibilität gegenüber UVA-Strahlen (die »Bräunungsstrahlung« der Sonnenbänke), während die Empfindlichkeit gegenüber UVB-Strahlung unbeeinflußt blieb.

Bei einer üblichen Tagesdosis von 0,2 bis 1,0 Milligramm Gesamthypericin und auch bei der Anwendung hochkonzentrierter Präparate (dreimal 0,9 Milligramm pro Tag) ist jedoch nicht mit einer Photosensibilisierung zu rechnen. Anhand der Ergebnisse aus Tierversuchen ließ sich berechnen, daß beim Menschen erst bei einer 30fachen

Risiken und Nebenwirkungen

Überdosierung der therapeutischen Einzeldosis (30 Dragees einer hochkonzentrierten Johanniskrautzubereitung wie Helarium®, Hypericum, Felis® oder Jarsin® oder 60 Tassen Tee, hergestellt aus jeweils zwei Gramm Teedroge) mit geringfügiger phototoxischer Wirkung (Hautrötung) zu rechnen ist. Für schwere Reaktionen wie Blasenbildung, Nekrosen (Absterben von Gewebe) und starker Unruhe sind 50fache Überdosierungen erforderlich.

Die phototoxische Wirkung tritt erst bei 30facher Überdosierung ein

Ist es zur Einnahme einer Überdosis gekommen (zum Beispiel bei depressiven Patienten in suizidaler Absicht oder bei AIDS-Patienten aufgrund der virenhemmenden Eigenschaften des Extrakts), sollten die Patienten für die Dauer von einer Woche vor Tageslicht geschützt werden. Auf jeden Fall ist ein Arzt zu konsultieren.

Obwohl keine konkreten Fälle einer Photosensibilisierung beim Menschen nach korrekter Einnahme von Hypericumextrakten bekannt sind, sollten während und bis eine Woche nach der letzten Anwendung aller Johanniskrautpräparate Höhensonne und Solarien gemieden werden. Das gilt besonders für hellhäutige Patienten.

Die etwa zehnmal geringere Nebenwirkungsrate der Hypericumpräparate verschafft diesen den entscheidenden Vorteil gegenüber klassischen (synthetischen) Antidepressiva bei der Behandlung leichter bis mittelschwerer Depressionen.

Die von diesen Medikamenten ausgehenden unerwünschten Arzneimittelwirkungen sind zwar meist harmlos (unter anderem Müdigkeit, Mundtrockenheit, Verstopfung und Appetitsteigerung), können das subjektive Befinden aber derart beeinträchtigen, daß der Patient seine Medizin nicht mehr einnimmt und dadurch den Therapieerfolg gefährdet. In einem solchen Fall spricht der Mediziner von der Non-Compliance des Patienten. Die gute Verträglichkeit der Johanniskrautpräparate ist der Grund für die von vielen Ärzten beobachtete hohe Patienten-Compliance.

Johanniskraut überzeugt durch hohe Wirksamkeit und (fast) keine Nebenwirkungen immer mehr Ärzte und Patienten

Durch das Fehlen einer ermüdenden Wirkung werden die Patienten in der Ausübung ihrer täglichen Aktivitäten und Pflichten (Fahrtüchtigkeit, Berufstätigkeit) nicht beeinträchtigt, und auch die reaktionsverzögernde Wirkung des Alkohols scheint durch die Einnahme von Johanniskrautextrakt nicht verstärkt zu werden.

Kapitel 4

Anwendungsgebiete

Angst

Die Welt, in der wir leben, hat viele schöne, aber auch viele schreckliche Seiten. Durch die Medien werden die Menschen heute geradezu mit Schreckensbildern überflutet

Steigende Kriminalität in den Städten, schwere Unfälle auf den Straßen oder im Flugverkehr, zunehmende Umweltverschmutzung, aufsehenerregende Untersuchungen über Schadstoffe in unserer Nahrung, wachsende Arbeitslosenquoten, unvorhergesehene Naturkatastrophen und erschütternde Schicksalsschläge – ist das die Welt, in der wir leben? Dieser Eindruck kann durchaus entstehen – zumindest wenn man den Berichten und Schauergeschichten in den öffentlichen Medien Glauben schenken will.

Durch die Medien werden die Menschen heute auf jeden Fall täglich mit den Sorgen und dem Leid anderer konfrontiert. Viele versuchen, die Gedanken und Gefühle, die mit diesen mehr oder weniger konkreten Bedrohungen einhergehen, gar nicht erst aufkommen zu lassen, indem sie sie wieder verdrängen. Ein Bestreben, das in unserer Zeit der allgemeinen Reizüberflutung nicht selten von Erfolg – wenn auch einem eher zweifelhaften Erfolg – gekrönt ist. Andere wiederum sind in ihrer Grundeinstellung so optimistisch und positiv, daß sie sich auch durch die unzähligen Horrormeldungen nicht verunsichern lassen.

Doch dann gibt es noch eine dritte Gruppe von Menschen – meist sehr empfindsame Naturen –, denen es nicht gelingt, Schreckensbilder und -phantasien zu verdrängen, und die sich auch nicht durch positive Gedanken aus einem Stimmungstief herausheben können: Menschen, die unter chronischer, zum Teil panischer Angst oder gar Depressionen leiden.

Angst – es dürfte kaum einen Menschen geben, der dieses Gefühl nicht kennt. Aber die Zahl der Menschen, die regelrecht »krank vor Angst« werden, nimmt stetig zu. Schätzungen zufolge werden heute etwa fünf bis zehn Prozent aller Menschen in der Bundesrepublik Deutschland – in zunehmendem Maß auch junge Erwachsene – täglich, ja stündlich

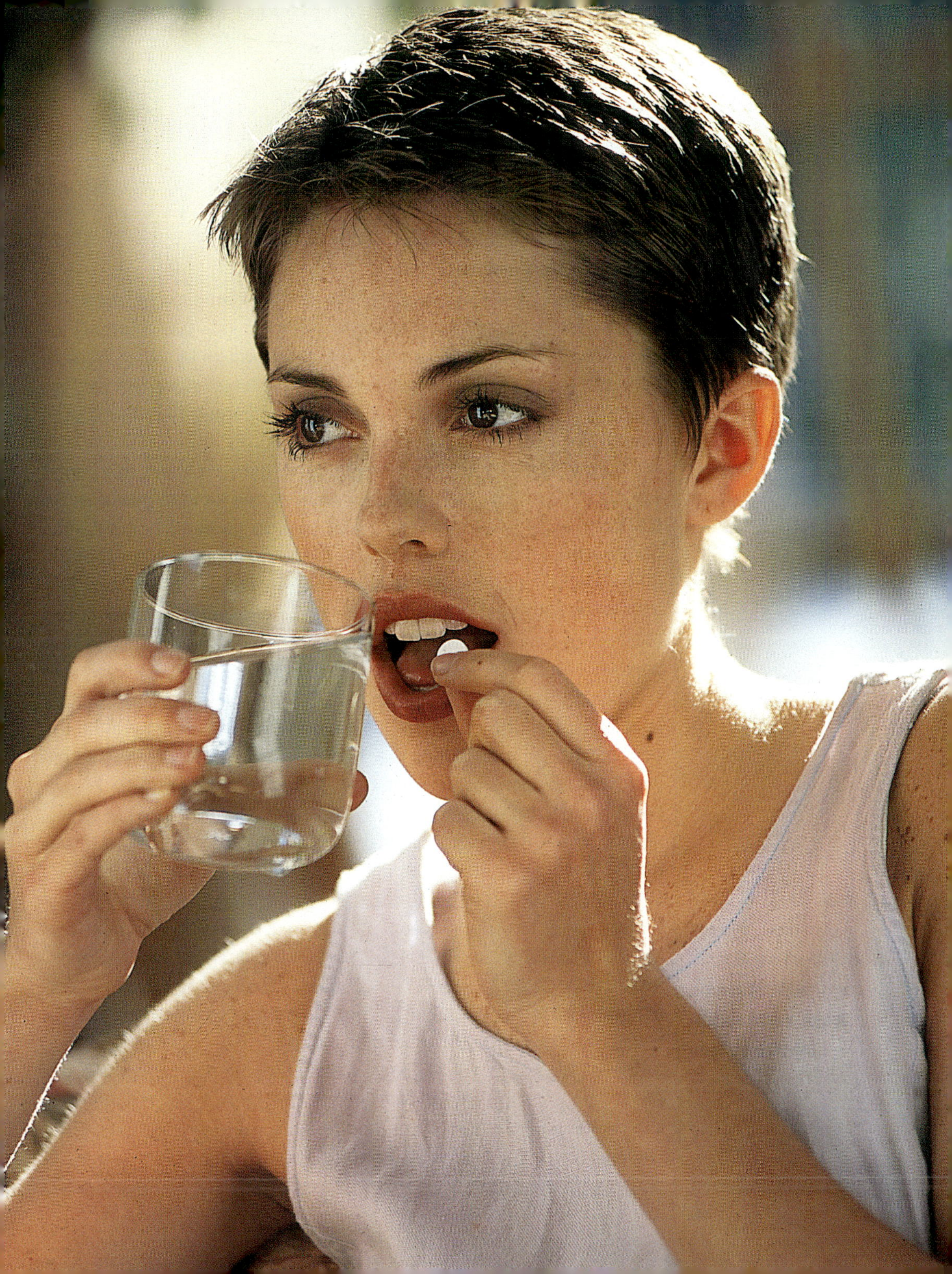

von Gefühlen der Furcht, Angst und Niedergeschlagenheit bis hin zur Depression heimgesucht.

Ist Angst eine Krankheit?

Bevor wir auf diese Frage eingehen, sollten wir zuerst einmal die in der Umgangssprache gebräuchlichen Begriffe »Angst« und »Furcht« etwas näher unter die Lupe nehmen. Während man im täglichen Sprachgebrauch kaum zwischen Angst und Furcht unterscheidet, legt die Psychologie größten Wert auf eine klare Differenzierung zwischen diesen beiden Begriffen.

Die Furcht ist eine natürliche Empfindung, die zum Menschen gehört wie die Fähigkeit zu lachen oder zu weinen. Sie kann in gewissen Situationen sogar lebensnotwendig sein: In einer bedrohlichen Situation laufen nämlich im Organismus – im Zusammenhang mit der Empfindung Furcht – unwillkürlich eine Reihe von Prozessen ab: Vom Zwischenhirn über den Sympathikus wird die Nebenniere aktiviert. Das Nebennierenmark schüttet daraufhin die Hormone Adrenalin und Noradrenalin in den Kreislauf aus. Diese Hormone beschleunigen den Herzschlag, erhöhen den Blutdruck, Zucker- und Fettreserven werden angezapft. Damit nicht genug, löst das Hypophysenhormon ACTH in der Nebenniere die Bildung von Hydrocortison aus, das Verdauungs- und Sexualprozesse unterbindet, so daß alle Energie auf die Begegnung mit der Gefahr gerichtet werden kann. Die Furcht wirkt gewissermaßen als Katalysator und befähigt somit den Menschen, in bedrohlichen Situationen schnell, schneller als normal, zu reagieren.

Angst ist ein Gefühlszustand, der den Menschen handlungsunfähig macht. Angst macht sprichwörtlich »blind«

Ganz anders verhält es sich hingegen mit der Angst. Angst ist ein Gefühlszustand, der den Menschen unvermittelt anfällt, ihn lähmt und handlungsunfähig macht. Angst ist dabei in aller Regel »gegenstandslos«, das heißt eine unmittelbare, konkrete Bedrohung besteht in den meisten Fällen nicht, vielmehr graut dem ängstlichen Menschen vor etwas Unbekanntem, Unvorhersehbarem.

Angst ist allerdings nicht gleich Angst. Es gibt leichte Formen der Angst, die zum Beispiel in Verbindung mit akuten körperlichen Beschwerden auftreten und wenn Menschen vorübergehend unter Streß stehen. Und es gibt schwere Formen. In aller Regel werden nur die

schweren Formen, wenn die Angst von einem Menschen regelrecht Besitz ergreift, als behandlungsbedürftige Krankheit, als Angststörungen oder Phobien bezeichnet.
Zudem unterscheidet man zwischen einer Angst, die langsam anwächst, gewissermaßen schleichend den ganzen Tag durchzieht und sich auf alle Lebensbereiche ausdehnt – hierbei spricht man von einer generalisierten Angst –, und Angst, die sehr schnell, wie aus dem Nichts entsteht und sich geradezu blitzartig steigert; der dafür zutreffende Ausdruck ist Panik.
In einigen Fällen kann die Angst auch auf bestimmte Gegenstände oder Situationen beschränkt sein. Bekannte spezifische Angststörungen sind die Klaustrophobie (die Angst vor geschlossenen Räumen), Agoraphobie (die Angst vor öffentlichen Plätzen), Arachnophobie (die Angst vor Spinnen) und andere mehr.

Furcht ist ein lebensnotwendiger Schutzmechanismus. Im Gegensatz dazu ist Angst in der Regel irrational und mündet vielfach in unkontrollierten Fehlreaktionen statt in sinnvollen und gezielten Schutzmaßnahmen. Angst kann krankhafte Formen annehmen, und zwar dann, wenn sie:

- häufig und sehr lange auftritt,
- unangemessen stark ist,
- der betreffende Mensch die Kontrolle verliert und
- stark unter diesem Gefühl leidet.

Angst befällt Körper und Seele

Etwa fünf Millionen Menschen in der Bundesrepublik leiden über längere Zeiträume oder ständig unter Angst. Sie trauen sich nicht auf die Straße zu gehen, aus Angst, einen Herzinfarkt zu erleiden oder in einen Unfall hineinzugeraten. Sie haben Angst vor Schadstoffen in der Nahrung und vor dem Schatten an der Wand. Viele Menschen ängstigen sich des nachts, aber auch der Tag ist für viele wie ein einziger Alptraum. Diese Ängste sind für einen Außenstehenden oft schwer nach-

Wie viele andere psychische Störungen kann auch Angst andere – psychische wie körperliche – Auswirkungen haben

vollziehbar. Für den Betroffenen bedeuten sie im doppelten Sinn eine Qual: Ein ängstlicher Mensch leidet nicht nur unter der Angst und den damit verbundenen körperlichen Beschwerden, er gerät auch immer mehr in die Vereinsamung, die Isolation. Der Kontakt zu den Mitmenschen ist gestört, die Einbindung in die Gemeinschaft – selbst in der Familie – bedroht.
Es ist seit langem bekannt, daß die Angst auch eine ganze Reihe von körperlichen Symptomen verursachen kann: Herzklopfen und -rhythmusstörungen, Schweißausbrüche, Schwindel, Magenschmerzen, Übelkeit bis hin zum Erbrechen, Muskelverspannungen und Schmerzen im Rücken oder anderen Körperteilen, Atemnot.

Körper, Seele und Geist stehen bei Angstreaktionen überhaupt in einer sehr engen Wechselbeziehung. Ebenso wie die Angst den Körper krank machen kann, können Krankheiten oder Verletzungen bei Menschen einen so nachhaltigen angsterfüllten Eindruck hinterlassen, daß der betreffende in ähnlichen Situationen nicht ruhig und besonnen, sondern sofort mit Panik reagiert.

Nicht selten entwickelt sich bei Menschen, die unter Angststörungen leiden, ein wahrer Teufelskreis, im Fachjargon auch »Angstkreis« genannt, in dem Angst und körperliche Symptome sich gegenseitig bedingen und ständig neu provozieren.
Ein Beispiel: Frau S. hat schon seit Jahren einen Kropf, sie leidet an einer Schilddrüsenunterfunktion (Hypothyreose). Mit 35 Jahren wird sie an der Schilddrüse operiert, dabei entsteht eine innerliche Operationsnarbe, die noch Monate später zu spüren ist. Sie hat sogar das Gefühl, ihr Hals sei enger. Eines Tages verschluckt sie sich beim Essen, für einen Augenblick bekommt sie keine Luft mehr – oder glaubt, keine Luft mehr zu bekommen – und gerät in Panik. Seitdem hat Frau S. ständig Angst vor dem beziehungsweise beim Essen, da sie befürchtet, ihr könnte wieder ein Klumpen, eine Gräte oder ein Knöchelchen im Hals steckenbleiben. Und schon die kleinste Irritation im Hals

(auch bei Erkältungen oder Halsentzündungen) kann zu einem Erstickungsanfall führen.

Angst ist heilbar

Viele Menschen scheuen sich davor, ihre Angst preiszugeben. Wenn sie dennoch einen Arzt aufsuchen, dann nicht wegen der Angst selbst, sondern aufgrund der körperlichen Beschwerden, die durch die Angst hervorgerufen werden. In einem solchen Fall ist es für den Arzt und Therapeuten äußerst schwer, die eigentliche Ursache der Erkrankung zu erkennen. Helfen Sie dem Arzt Ihres Vertrauens!

Angst muß aus- und angesprochen werden, damit sie behandelt werden kann. Gespräch und Zuwendung sind Wegbereiter der erfolgreichen Angsttherapie

Bei krankhaften Angstzuständen sollte ein offenes und ausführliches Gespräch mit dem Hausarzt an erster Stelle stehen. Nicht selten kann schon die Aussprache und Bewußtmachung der angsterzeugenden Situationen und Umstände dazu beitragen, den Teufelskreis der Angst zu durchbrechen. Zusätzliche Hilfen bei der Bewältigung von Angststörungen sind Entspannungstechniken, wie zum Beispiel die progressive Muskelentspannung, Atemtraining oder das autogene Training.

Nicht selten werden Angstpatienten auch mit leichten Psychopharmaka, Benzodiazepinen und Antidepressiva behandelt. Das sind Wirkstoffe, die die allgemeine Erregbarkeit herabsetzen und somit die Schwelle für das Ausbrechen von Angstanfällen erhöhen. Diese Medikamente sollten allerdings nur kurzfristig und auf jeden Fall unter ärztlicher Kontrolle eingenommen werden, da sie nicht nur müde oder schwindlig, sondern zum Teil auch abhängig machen können.

In den letzten Jahren haben eine ganze Reihe von pflanzlichen Arzneimitteln von sich reden gemacht, die geeignet sind, Angstzustände und ihre Folgeerscheinungen zu lindern. Dazu gehören Kava Kava, Baldrian und ganz besonders das Johanniskraut.

Wie bereits in Kapitel »Hypericum – neue wissenschaftliche Erkenntnisse« erläutert, ist Johanniskraut reich an Flavonoiden (Quercitrin und Quercetin), die den Serotoninspiegel im Gehirn positiv beeinflussen. Ist der Serotoninspiegel im Gehirn hoch, dann fühlt sich der betreffende Mensch gut, glücklich, ausgeglichen. Serotonin wird daher auch hin und wieder als »Glückshormon« bezeichnet. Außerdem hilft

Johanniskraut steigert den Serotoninspiegel im Gehirn. Dadurch werden positive Gefühle ausgelöst. Der Mensch fühlt sich besser, glücklicher

Serotonin bei Einschlafstörungen. In klinischen Studien konnte mittlerweile sehr eindrucksvoll nachgewiesen werden, daß Johanniskraut bei Angstzuständen ebenso gut wirksam ist wie die oben genannten synthetischen Arzneimittel. Im Unterschied zu diesen ist die Behandlung mit Johanniskraut jedoch nur in seltenen Fällen von Nebenwirkungen begleitet.

Depressive Verstimmungen

Depressionen können vorübergehender Natur sein. Erst wenn sie den Menschen nicht mehr loslassen, entwickeln sie sich zu einer behandlungsbedürftigen Krankheit

Ebenso wie die Angst kann auch die depressive Verstimmung ein vorübergehender, aus den Umständen heraus erklärbarer Zustand sein. Auch dürfte es kaum einen Menschen geben, der Gefühle der Niedergeschlagenheit und Trauer, eben der Depression, nicht kennt. Und die Frage, ob depressive Verstimmungen als Krankheit bezeichnet werden müssen beziehungsweise sollten, kann analog zu der zuvor beschriebenen Angst dahingehend beantwortet werden, daß nur die schweren und beständigen Formen dieses Gefühlszustands diese Bezeichnung und eine entsprechende Behandlung rechtfertigen.
Das Wort *depressio* kommt aus dem Lateinischen und bedeutet: das Gefühl der inneren Schwere und des Niedergezogenwerdens, der Gedrücktheit. Die depressive Verstimmung ist vor allem durch das Erleben einer scheinbar unüberwindlichen Aussichtslosigkeit, eines inneren Dunkels charakterisiert. Der Dichter Lenau beschreibt ein solches Gefühl in einem seiner Briefe mit den Worten: »Um und um schwarz ist meine Seele.« Es wundert daher nicht, daß depressive Verstimmungen sehr viel häufiger in den licht- beziehungsweise sonnenarmen Jahreszeiten, also vor allem im Winter (Winterdepression),

Ähnlich wie bei der Angst, kann sich auch die Depression körperliche Beschwerden als Ventil suchen: Schlafstörungen, Magen-Darm-Beschwerden, Schmerzen in der Brust, Kopfschmerzen, Rückenschmerzen und Verspannungen sind bei depressiven Menschen oft zu beobachten.

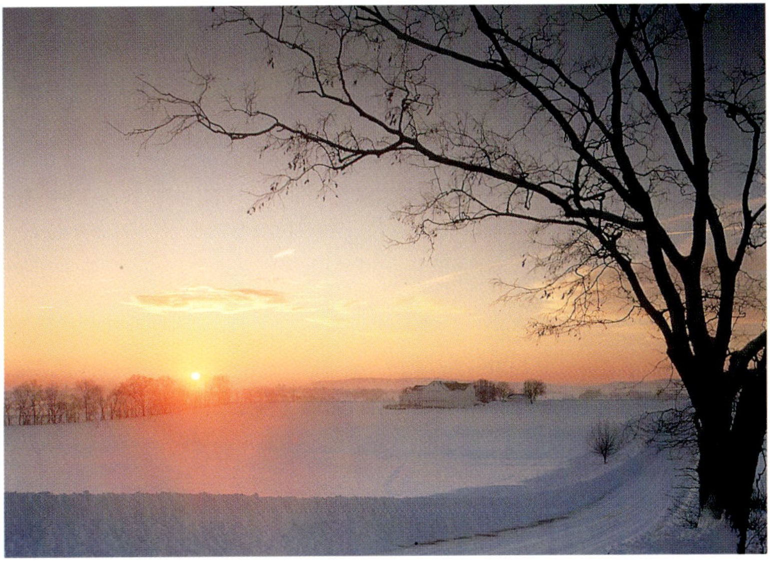

auftreten. Bei vielen Betroffenen ist die Depression mit Gefühlen der Angst gepaart. (Umgekehrt tritt bei Angststörungen nur in etwa 30 Prozent der Fälle eine depressive Verstimmung auf.)

Depression, das Gefühl der Bedrückung, ist einem Menschen sehr häufig auch äußerlich anzusehen: Er beziehungsweise sie geht gebückt, als wenn die Last des eigenen Körpers nicht zu ertragen sei. Depressive Menschen wirken darüber hinaus oft müde, antriebs- und interessenlos, sie machen sich ständig Selbstvorwürfe und entwickeln Schuldgefühle in jeder vorstellbaren und unvorstellbaren Situation. Auch die Selbstmordgefahr ist – zumindest bei schweren Formen der Depression – sehr hoch.

Formen der Depression

Ärzte und Wissenschaftler unterscheiden heute drei Gruppen von Depressionen:

1. Die reaktive Depression: Das ist gewissermaßen die seelische Antwort auf eine tiefe Erschütterung beziehungsweise eine gestörte, stark belastende Lebenssituation. Der Tod eines Ehepartners oder

Depressionen können ganz unterschiedliche Ursachen haben. Voraussetzung für eine erfolgreiche Therapie depressiver Verstimmungen ist die ausführliche Anamnese und die richtige Diagnose

Kindes, eine konfliktreiche Ehe oder gar die Trennung von einem langjährigen Partner, eine ständige intellektuelle Überforderung im Beruf, die unerwartete Mitteilung, an einer schweren Krankheit zu leiden oder eine durch einen Unfall hervorgerufene Körperbehinderung können schwere, das heißt behandlungsbedürftige depressive Verstimmungen auslösen. In einigen Fällen spricht man auch von einer neurotischen Depression (unter Neurose ist zu verstehen: die Bereitschaft bestimmter Persönlichkeiten, aufgrund unbewußter Konflikte oder Erfahrungen in der Kindheit auf bestimmte Belastungen im Leben abnorm, das heißt mit körperlichen oder seelischen Symptomen, zu antworten). Die Abgrenzung der neurotischen zur reaktiven Depression ist allerdings sehr schwierig, die Übergänge sind oft fließend.

2. Die Depression als Symptom einer körperlichen oder seelischen Krankheit. Hirntumore, Lebererkrankungen und multiple Sklerose beispielsweise können die Persönlichkeit eines Menschen so nachhaltig beeinflussen, daß auf diese Weise depressive Verstimmungen hervorgerufen werden – unter Umständen sogar ohne daß der betroffene Mensch schon von seiner Erkrankung weiß.
3. Die Depression als eigenständige psychische Krankheit. Diese Form der Erkrankung, man spricht hier auch von einer endogenen Depression, ist in der Regel erblich bedingt. Sie tritt auch ohne äußeren Anlaß in Abständen von Wochen, Monaten oder auch Jahren auf, klingt meist aber nach einiger Zeit von selbst wieder ab.

Die Behandlung depressiver Verstimmungen sollte ganzheitlich, das heißt unter Einbeziehung von Körper, Seele und Geist, und kausal, das heißt mit Blick auf die Ursachen der Erkrankung, erfolgen. Arzneimittel, auch wenn sie pflanzlicher Herkunft sind, wirken in aller Regel nur symptomatisch

Viele Menschen, alte ebenso wie junge, leiden heute an depressiven Verstimmungen. Manche wissen jedoch gar nichts über ihre seelischen Nöte, sie merken nur, daß irgend etwas mit ihnen nicht stimmt. In einem solchen Fall ist es auch für den Arzt nicht einfach, die psychischen Probleme von den somatischen, das heißt körperlichen Symptomen, zu trennen. Ein Fragebogen kann hier »Erste Hilfe« leisten (siehe Seite 56).

Die tragende Säule der Depressionsbehandlung ist die Psychotherapie, sei es als Gesprächstherapie, Psychoanalyse, Gruppentherapie oder ähnliches. Auch die Behandlung mit Schlafentzug und die Lichttherapie haben in einigen Fällen zum Erfolg geführt. Das sind natür-

Untersuchungen haben gezeigt, daß zwischen 12 und 25 Prozent der Patienten, die in eine allgemeinärztliche Praxis kommen, an depressiven Verstimmungen leiden. Besonders die Zahl junger Menschen mit Depressionen ist in den letzten Jahren geradezu dramatisch angestiegen.

lich nur einige wenige Beispiele, es würde zu weit führen, an dieser Stelle auf alle nichtmedikamentösen Behandlungsmöglichkeiten im einzelnen einzugehen. Die medikamentöse Depressionsbehandlung, also der Einsatz von Psychopharmaka, von Antidepressiva oder Tranquilizern, hat sich besonders in akuten Situationen bewährt. Die Medikamente unterdrücken rasch und zuverlässig die depressiven, schwarzen Gefühle. Sie werden jedoch auch von einer Reihe von Nebenwirkungen begleitet.

Lange Zeit galten pflanzliche Arzneimittel im Rahmen der psychiatrischen Therapie als Mittel der zweiten oder gar dritten Wahl. Den Pflanzenheilmitteln wurde die klinisch relevante Wirksamkeit abgesprochen; sie galten als Plazebos, das heißt als Scheinmedikamente, oder bestenfalls als unspezifische Beruhigungsmittel. Diese Behauptung konnte in den letzten zwanzig Jahren eindeutig widerlegt werden. In mehr als 25 kontrollierten klinischen Studien an zusammengerechnet mehr als 2000 Patienten wurde mittlerweile nachgewiesen, daß Johanniskraut stimmungsstabilisierende und antidepressive Wirkungen entfaltet, die denen synthetischer Antidepressiva in nichts nachstehen. Besonders bei Patienten mit leichten Depressionen kann Hypericum in 60 bis 70 Prozent der Fälle zu einer deutlichen Besserung der Beschwerden beitragen. Die Stimmung wurde meist schon nach wenigen Tagen besser, und die körperlichen Symptome gingen deutlich zurück oder verschwanden vollständig. Nebenwirkungen waren bei der Behandlung mit Johanniskraut nur in sehr seltenen Fällen zu beobachten. Genauer gesagt, litten die Patienten, die mit Johanniskraut behandelt wurden, weder unter Schwindel noch unter Sehstörungen, Müdigkeit oder Magen-Darm-

Johanniskraut eignet sich für die Behandlung von Depressionen aus zwei Gründen: Es wirkt antidepressiv, ohne schläfrig zu machen, und es ist nebenwirkungsarm

Fragebogen zur Depressionserkennung

- Können Sie sich noch freuen?
- Fühlen Sie sich elend, erschlagen, krank?
- Fällt es Ihnen in letzter Zeit schwer, Entscheidungen zu treffen?
- Haben Sie das Interesse an Dingen verloren, die Ihnen früher viel bedeutet haben?
- Neigen Sie in letzter Zeit vermehrt zum Grübeln?
- Fühlen Sie sich relativ schnell müde und erschöpft?
- Scheint das Leben sinnlos zu werden?
- Reagiert Ihre Umwelt (Freunde, Angehörige) verändert?

Beschwerden (insbesondere Verstopfung) – das sind bekannte, unerwünschte Wirkungen, die bei Psychopharmaka sehr häufig auftreten. Und auch die Fahrtüchtigkeit war unter Hypericum nicht beeinträchtigt.

Schlafstörungen

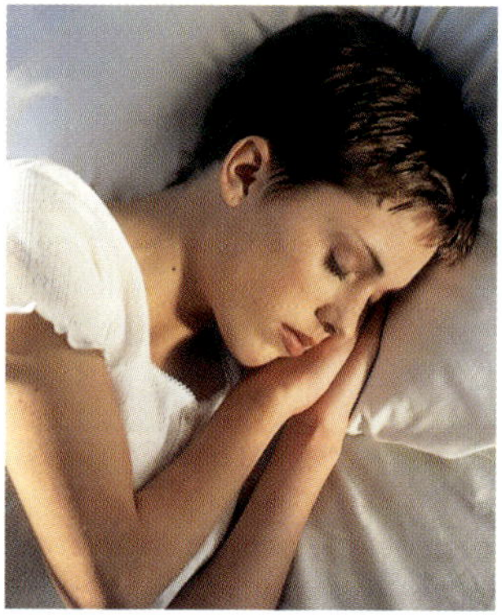

Der Schlaf ist weit mehr als nur die »andere Seite des Wachseins«. Schlaf stellt eine lebenswichtige Aufbau- und Erholungsphase für den Menschen dar. Im Schlaf werden Nerven- und Immunzellen regeneriert, das Gedächtnis konsolidiert sich, und seelische Belastungen werden verarbeitet.

Jeder Mensch braucht Schlaf, wenngleich das Schlafbedürfnis sehr unterschiedlich sein kann: Kinder benötigen im Durchschnitt zwölf bis achtzehn Stunden, Jugendliche acht bis zehn Stunden und Erwachsene sechs bis acht Stunden Schlaf. Doch diese Zahlen sind wirklich nur statistisch zu verstehen. Auch Erwachsene können ausgesprochene Langschläfer sein. Bekanntestes Beispiel ist Albert Einstein. Dieser geniale Wissenschaftler brauchte gut zehn bis zwölf Stunden Schlaf pro Nacht, um ausgeschlafen und fit zu sein.

Vorübergehende Schlafdefizite können bekanntlich ausgeglichen werden. Eine durchgemachte Nacht – was macht das schon! Schlaflosigkeit über einen längeren Zeitraum oder chronische Schlafstörungen hingegen zermürben die Widerstandskraft und rufen massive physische und psychische Symptome hervor. Aus Tierexperimenten weiß man sogar, daß ohne Schlaf Leben überhaupt nicht möglich ist. Ratten, die über einen Zeitraum von zwanzig Tagen durch Geräusche und andere Belästigungen am Einschlafen gehindert wurden, starben nach Aussage der Schlafforscher infolge eines völligen Zusammenbruchs des Immunsystems.

Anatomie des Schlafs

Der Schlaf ist ein sehr komplexes Geschehen. Erst Mitte dieses Jahrhunderts entdeckten Forscher, daß der Mensch im Schlaf unterschiedliche Phasen durchläuft, die jede für sich und alle zusammen von großer Bedeutung dafür sind, daß wir uns am Morgen ausgeruht und erfrischt fühlen.

Eine Phase, die in den siebziger Jahren für Aufsehen sorgte, ist der sogenannte *rapid-eye-movement*-Schlaf, kurz REM-Schlaf. Beim Erwachsenen macht diese Periode etwa zwanzig Prozent des Gesamtschlafs aus. Der REM-Schlaf wird vielfach mit den Träumen und Phantasien der Nacht in Verbindung gebracht, was aber nicht unbedingt heißen muß, daß der Mensch in der übrigen Zeit nicht träumt. Sodann gibt es noch vier weitere Schlafstadien, die als Non-REM-Schlaf zusammengefaßt werden. Stadium I ist gewissermaßen das

Schlafen ist ein Muster aus Tiefschlaf und Traumschlaf (REM-Schlaf). Die Traumphasen sind für die gesunderhaltende Funktion der Nachtruhe unentbehrlich. DHEA ist das Hormon, das dem Gehirn die oft befremdlichen Bilder der nächtlichen Filme entlockt

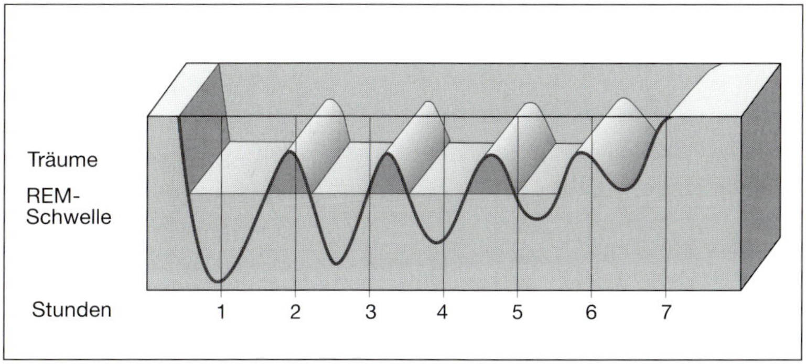

Einschlafstadium, aus dem wir noch relativ schnell wieder aufgeweckt werden können. Das Stadium II ist durch leichten Schlaf, die Stadien III und IV hingegen durch tiefen Schlaf charakterisiert. Ein gesunder Erwachsener durchläuft diese Stadien – vom Einschlafen über den REM-Schlaf bis zur Tiefschlafphase und wieder zum Schlafstadium I – jedoch nicht nur einmal, sondern vier- bis sechsmal! Und wenn man diese Phasen im Schlaflabor mit Hilfe von Elektroden (EKG und EEG) dokumentiert, zeigt sich ein richtiges Schlafprofil, das den Wissenschaftlern Aufschluß über mögliche Störungen im Schlafverhalten der Menschen gibt und das gewissermaßen ein Gütezeichen für die Qualität des Schlafs ist.

Was den Schlaf stört

Streß und Sorgen, aber auch Alkohol, übermäßiges Essen und spannende Fernsehsendungen können sich störend auf den Schlaf auswirken

Es gibt viele Faktoren, die den Schlaf beeinflussen, positiv ebenso wie negativ. Wer zum Beispiel vor dem Zubettgehen viel und schwer ißt, sollte sich nicht wundern, wenn der Schlaf sehr unruhig und wenig erquicklich wird. Alkohol erleichtert zwar zunächst das Einschlafen, führt aber dazu, daß der Schlaf flacher wird und man häufiger in der Nacht aufwacht. Nikotin wiederum wirkt bei den meisten Menschen anregend und kann auf diese Weise den Schlaf negativ beeinflussen.

Ein Hauptfaktor für guten beziehungsweise schlechten Schlaf ist jedoch die psychische Verfassung des Menschen. Wenn ein Mensch unter Streß steht, kann er in aller Regel auch nicht gut schlafen. Sorgen, Angst (siehe oben) und Trauer rauben einem sprichwörtlich die verdiente Nachtruhe. Aber auch spannende oder gruselige Filme, die abends vor dem Zubettgehen angeschaut werden, verfolgen uns bis in die Nacht hinein.

Durch Schichtarbeit oder durch die Zeitverschiebung auf Auslandsreisen wird der natürliche Schlafrhythmus massiv gestört. Mit einemmal geht die »innere Uhr« verkehrt, und der Körper braucht sehr lange, bis er sich daran gewöhnt beziehungsweise die Uhr umstellt.

»So wie man sich bettet, so schläft man« – diese Volksweisheit ist heute scheinbar völlig in Vergessenheit geraten. Viele Menschen schlafen auf zu weichen oder zu harten Matratzen. Auch das Kissen und das Deckbett müssen stimmen, damit die Nacht nicht zum Tag wird.

Und nicht zuletzt häufen sich mittlerweile die Indizien, daß elektromagnetische Felder die Qualität des Schlafs negativ beeinflussen können. Schon ein Radio oder ein Kassettenrecorder neben dem Kopfende des Betts ist von so starken elektromagnetischen Kräften umgeben, daß empfindsame Menschen – insbesondere Kinder – dadurch im Schlaf beeinträchtigt werden können.

Mit einem Wort: Schlafstörungen sind heute keine Seltenheit mehr. Etwa jeder dritte Bundesbürger leidet zumindest zeitweise unter Ein- oder Durchschlafstörungen. Und wie reagieren viele Betroffene? Wie könnte es anders sein: mit dem Griff zur Tablette. Doch Vorsicht! Der übermäßige Gebrauch von Schlafmitteln kann schwere Nebenwirkungen mit sich bringen. Darüber hinaus sind die meisten Schlafmittel wahre »Kanonen, die auf Spatzen abgeschossen« werden. Der Schlaf wird regelrecht erzwungen. Die natürlichen Schlafmuster können durch Barbiturate und andere Schlafmittel jedoch nicht erzeugt werden, und das führt dazu, daß man nach Einnahme dieser Mittel zwar scheinbar sehr tief schläft, am anderen Morgen aber wie zerschlagen aufwacht oder erst gar nicht richtig wach wird.

Der gesunde Schlaf läßt sich nicht erzwingen. Synthetische Schlafmittel machen nicht nur bleiern müde, sie haben auch eine ganze Reihe von Nebenwirkungen

Die Wissenschaftler sind sich heute einig: Schlafstörungen sollten ganz anders behandelt werden, und das Zauberwort heißt: Schlafhygiene. Menschen, die unter Schlafstörungen leiden, sollten versuchen, ihren Schlafrhythmus wiederzufinden; sie sollten versuchen, Streß abzubauen und gegebenenfalls Ängste zu behandeln; sie sollten sich am Abend entspannen und Schlafrituale einführen, die das Einschlafen zu einem Genuß machen. Auch ein warmes Bad oder der regelmäßige Besuch einer Sauna können Wunder wirken. Als unterstützende Maßnahmen können sodann Entspannungstechniken – Yoga, Meditation oder Biofeedback, nur um einige Beispiele zu nennen – sowie Heilpflanzen, zum Beispiel Hopfen, Melisse, Baldrian, Passionsblume und Johanniskraut, empfohlen werden.

Johanniskraut hat sich bei Schlafstörungen insofern besonders bewährt, da es – wie in wissenschaftlichen Untersuchungen im Schlaflabor nachgewiesen werden konnte – dazu beiträgt, ein gestörtes Schlafmuster wieder zu normalisieren, und ein normales Schlafmuster nicht negativ beeinflußt.

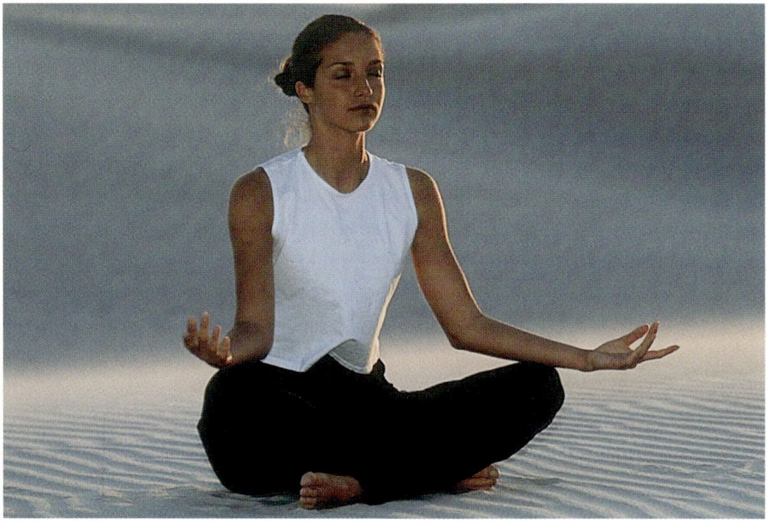

Nicht nur Johanniskraut, auch Entspannungstechniken, wie zum Beispiel Yoga, erleichtern das Einschlafen

Doch auch das beste pflanzliche Schlafmittel stellt keine Dauerlösung dar. Bei chronischen Schlafstörungen sollte auf jeden Fall ein Arzt konsultiert werden. Und jedes Arzneimittel – welches auch immer – sollte nach einer gewissen Zeit abgesetzt beziehungsweise für eine Zeit ausgesetzt werden.

Wetterfühligkeit

Das Wetter kann die Stimmung eines Menschen schlagartig verändern – positiv oder negativ: Bei Föhn beispielsweise werden viele Menschen depressiv, andere aggressiv

Wir können das Wetter bekanntlich nicht beeinflussen – aber das Wetter kann uns Menschen beeinflussen. Viele Menschen – statistisch gesehen etwas mehr Frauen als Männer – leiden unter Kopfschmerzen, Unruhezuständen, Schwindel, Konzentrationsstörungen oder gar Depressionen, wenn sich das Wetter ändert. Der Föhn, ein sehr trockener Wind aus Süden, der vor allem in Süddeutschland und Bayern bekannt ist, kann die seltsamsten Reaktionen hervorrufen. Die einen werden depressiv, die anderen aggressiv. Jeder, der bei Föhn schon einmal mit dem Auto auf süddeutschen Straßen unterwegs war, wird bestätigen können, daß das Fahrverhalten bei diesem Wetter – gelinde ausgedrückt – sehr sonderbar ist.

Wetterfühligkeit

Eigentlich ist es nicht »das Wetter«, das den Menschen beeinflußt, sondern vielmehr bestimmte physikalische oder chemische Faktoren, die sozusagen »in der Luft« liegen.
»Reine Luft«, wörtlich genommen, ist heute leider schon eine Seltenheit geworden, in Europa zumindest. Der Schadstoffgehalt ist nicht nur in den Ballungszentren sehr hoch. Rauch, Staub, Schwermetalle, Ozon, Stickoxide, die Zahl der giftigen Substanzen, die heute von Industrie und Pkws in die Luft gepustet werden, ist im doppelten Sinn des Wortes atemberaubend.
Diese Faktoren können positiv oder negativ auf den Menschen einwirken und – je nachdem, wie ein Mensch angelegt ist – ganz verschiedenartige Reaktionen im Organismus hervorrufen. Eine Reaktion auf das Wetter, die jeder kennt, ist das Schwitzen. Wenn die Luft warm und feucht ist, versucht sich der menschliche Organismus durch die Absonderung von Schweiß Kühlung (Verdunstungskälte) zu verschaffen. Dieser, auch als Thermoregulation bezeichnete Vorgang, ist ein Beispiel für eine ganz natürliche Wetterreaktion, die keine Beschwerden im eigentlichen Sinn des Wortes hervorruft. Im Gegensatz dazu ist die sogenannte Wetterfühligkeit mit mehr oder weniger starken körperlichen oder psychischen Beschwerden verbunden. Wetterfühlige Menschen leiden unter funktionellen Störungen, wie zum Beispiel

Wetter kann krank machen. Das ist seit langem bekannt. Die wahren Ursachen der Wetterfühligkeit sind jedoch noch immer ein Buch mit sieben Siegeln

Zum Wetter (nicht nur zum guten) gehören:

- Die Sonnenstrahlung, die wiederum zusammengesetzt ist aus den Spektralbereichen Infrarot, sichtbares Licht und UV-Strahlen. (Letztere sind die, die den gefürchteten und sehr schmerzhaften Sonnenbrand hervorrufen können, wenn man sich nicht dagegen schützt.)
- Temperatur, Luftfeuchtigkeit und Wind, drei Faktoren, die zum sogenannten thermischen Wirkkomplex zusammengefaßt werden. Sie spielen beim Wetter eine entscheidende Rolle. Und dann ist da noch ein dritter Komplex:
- Die Reinheit der Luft.

Kopfschmerzen, Schwindelgefühl, Übelkeit, Erbrechen, andere wiederum fühlen sich müde, depressiv oder leistungsunfähig, wieder andere werden aggressiv.
Aber woran liegt es, daß der eine so sehr unter Wetterumschwüngen leidet, der andere hingegen bei jedem Wetter gutgelaunt und munter ist? Vieles liegt hier noch im dunkeln. Als eine mögliche Ursache für die Wetterfühligkeit werden heute Veränderungen im Hormonhaushalt diskutiert. Sowohl Noradrenalin, ein Molekül, das für die Übertragung von Reizen von einem Nerv auf den anderen verantwortlich ist, als auch Serotonin, das sogenannte »Glückshormon«, können in bestimmter, von Mensch zu Mensch ganz verschiedener Weise durch einen plötzlichen Wetterwechsel beeinflußt werden. Läßt die Noradrenalin- und Serotoninaktivität nach, wie das bei einigen wetterfühligen Menschen nachgewiesen werden konnte, dann sinkt das Leistungsvermögen drastisch ab. Andere Menschen wiederum reagieren bei Wetterumschwung mit einer Überproduktion an Serotonin – sie werden überaktiv, hektisch oder euphorisch.
Anhand dieser hormonellen Veränderungen ließe sich auch die Wirkung von Hypericum auf wetterfühlige Menschen besser verstehen. Johanniskraut senkt nicht nur die allgemeine Erregbarkeit, so daß empfindliche Personen auch die für sie belastenden Wetterfaktoren besser vertragen können, die Heilpflanze bewirkt eine Steigerung der Serotoninaktivität im Gehirn. Und das wiederum hebt die Stimmung deutlich an. Fakt oder Spekulation? Es bleibt abzuwarten, was die Wissenschaft in den nächsten Jahren zu diesem Thema zu sagen haben wird.

Psychopharmaka-Entwöhnungstherapie

In den vorangegangenen Kapiteln »Depressive Verstimmungen« und »Angst« wurde bereits erwähnt, daß bei affektiven Störungen und psychischen Erkrankungen nach wie vor häufig synthetische Psychopharmaka eingesetzt werden. Dabei kommen, je nach Indikation und Schweregrad der Erkrankung, drei Gruppen von Arzneimitteln in Betracht: Tranquilizer, Neuroleptika und Antidepressiva. Diese Arzneimittelgruppen können auch im Einzelfall unbedingt notwendig und hilfreich sein, sie haben jedoch eine Reihe von Nebenwirkungen, die bei der Behandlung auf jeden Fall mit in Betracht gezogen werden sollten. Antidepressiva der ersten Generation, sogenannte trizyklische Antidepressiva, besitzen eine sehr gute antidepressive Wirkung. Viele Patienten leiden jedoch während der Einnahme unter Mundtrockenheit, Blutdrucksenkung, Herzrhythmusstörungen, Verstopfung und Beschwerden beim Wasserlassen, da die Wirkstoffe unspezifisch auf das gesamte vegetative Nervensystem Einfluß nehmen.

Johanniskraut ist in seiner Wirksamkeit den Antidepressiva der zweiten Generation ebenbürtig, gleichzeitig aber nebenwirkungsärmer

Bei den neueren Antidepressiva, den Antidepressiva der zweiten Generation, entfallen diese Nebenwirkungen weitgehend. Sie wirken gezielt auf einen Mangel an Noradrenalin beziehungsweise Serotonin. Dennoch sollte auch bei diesen Antidepressiva eine regelmäßige EKG- und Blutbildkontrolle durchgeführt werden. Neuere Untersuchungen haben gezeigt, daß ein standardisierter Extrakt aus der »Sonnenpflanze« Hypericum genauso wirksam ist wie die Antidepressiva der zweiten Generation. Bei einem Vergleich der Nebenwirkungen schneidet die Heilpflanze jedoch deutlich besser ab als die synthetischen Wirkstoffe.

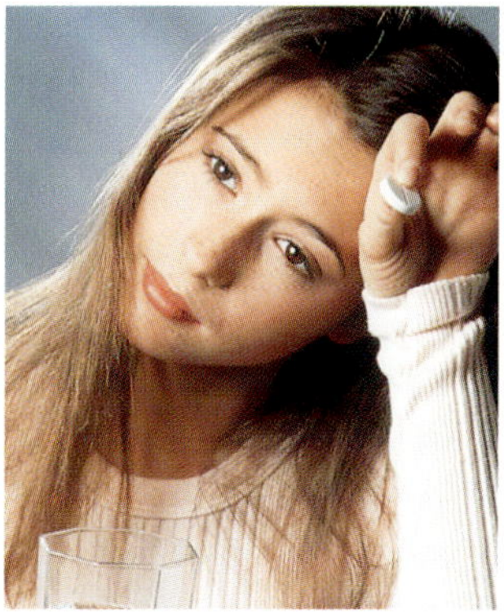

Neuroleptika werden auch als Antipsychotika bezeichnet. Damit ist gemeint, daß diese Substanzen in der Lage sind, psychotische, insbesondere schizophrene Symptome, wie zum Beispiel Sinnestäuschungen, Wahnerleben und Denkstörungen, positiv zu beeinflussen. Zudem besitzen sie auch eine dämpfende Wirkung bei affektiven Störungen (Angst), nervöser Unruhe und Aggressionen. Die Nebenwirkungen, die bei der Einnahme dieser Arzneimittelgruppe beobachtet werden und gewissermaßen in Kauf genommen werden müssen, sind allerdings erheblich: Durch Neuroleptika wird nämlich die extrapyramidale Motorik, das ist die nervöse Steuerung der Mimik und Gestik eines Menschen, stark beeinträchtigt. Dadurch werden der Gesichtsausdruck und die Bewegungen starr, leblos und wirken wie festgebunden. Kritiker dieser Arzneimittelgruppe sprechen deshalb auch von einer »chemischen Zwangsjacke«. Bei Schizophrenie und Wahnvorstellungen ist Johanniskraut nicht angezeigt. Bei der Behandlung von Angsterkrankungen stellt die Heilpflanze jedoch oft eine Alternative zu diesen Psychopharmaka dar.

Die dritte Gruppe, die Tranquilizer, hat vermutlich den größten Bekanntheitsgrad. Zu den Tranquilizern gehören nämlich die Benzodiazepine, und ein typischer Vertreter dieser Arzneimittelspezies ist das bekannte und vor allem in den siebzier Jahren sehr häufig verordnete Valium. Die Benzodiazepine wurden in den ersten Jahren fast kritiklos eingesetzt, bis man feststellen mußte, daß diese Wirkstoffe eine große Suchtgefahr in sich bergen. Bei hoher Dosierung und Einnahme über längere Zeiträume entwickelt sich – ähnlich wie bei Alkohol oder anderen Rauschdrogen – eine starke Abhängigkeit von dem Wirkstoff. Die Entwöhnungstherapie ist schwierig und langwierig.

Johanniskraut ist nicht nur eine wirksame Alternative zu Benzodiazepinen, Hypericum kann auch bei der Entwöhnung von Benzodiazepin-Suchterkrankungen mit Erfolg zum Einsatz gebracht werden

In vielen Fällen kann Johanniskraut – wie man heute weiß – nicht nur als Alternative zu Benzodiazepinen eingesetzt werden, Johanniskraut ist auch bei der Benzodiazepin-Entwöhnung sehr hilfreich. Die Wirkstoffe der Heilpflanze lindern die Entwöhnungsbeschwerden und wirken zudem antidepressiv beziehungsweise beruhigend, so daß der Patient nicht in seine alte, vor der Einnahme der Psychopharmaka bestehende Symptomatik zurückfällt.

Alkoholentwöhnung

Eine andere, aber noch viel weiter verbreitete Suchterkrankung ist der Alkoholismus. Schätzungen zufolge sind über 2,5 Millionen Menschen in Deutschland von dieser gesellschaftlich anerkannten Droge – Alkohol – abhängig. Die Ursachen, warum ein Mensch dem Alkohol verfällt, sind ebenso vielfältig wie der Gebrauch alkoholischer Getränke selbst. Gesellschaftliche Verpflichtungen, persönliche Belastungen oder Sorgen, aber auch Depressionen sind sehr oft ein Grund für den regelmäßigen oder, besser gesagt, den übermäßigen Gebrauch von Alkoholika. Überhaupt stehen Suchterkrankungen häufig mit affektiven Störungen in Zusammenhang, denn Drogen betäuben die schweren, niederziehenden Gefühle, sie wirken in aller Regel euphorisierend, und die betroffenen Menschen fühlen sich – zumindest für die Dauer der Wirkung der Droge – besser, stärker, gelassener. Doch

Woran kann man erkennen, daß die Gefahr einer Alkoholabhängigkeit besteht? Dazu folgender Hinweis. Erste Anzeichen für eine Alkoholerkrankung sind:

- Ein starker Wunsch oder gar Zwang, Alkohol zu konsumieren.
- Alkohol wird bewußt benutzt, um seelische oder psychische Probleme zu verdrängen.
- Die Dosis muß immer mehr gesteigert werden, da sich eine Gewöhnung einstellt.
- Alkohol beginnt das Leben zu bestimmen.

der nächste Tag kommt bestimmt und mit ihm der »Kater« und der Rückfall in die Normalität.

Die Gefahr der Abhängigkeit von der Droge Alkohol ist nicht zu unterschätzen. Ebenso wie bei den Benzodiazepinen setzt die Sucht ganz allmählich, fast unbemerkt ein. Die Dosis wird von Mal zu mal gesteigert beziehungsweise muß gesteigert werden, damit der gewünschte Effekt erzielt wird. Die Gedanken, ja sogar das ganze Leben beginnen sich immer mehr um die Droge selbst zu drehen.

Alkoholismus sollte so früh wie möglich erkannt und behandelt werden, bevor innere Organe – an erster Stelle die Leber, aber auch die Bauchspeicheldrüse, das Herz und das Gehirn – geschädigt werden. Die Behandlung sollte sich zusammensetzen aus: Gesprächstherapie, Entgiftung und gegebenenfalls einer antidepressiven, stimmungsaufhellenden Therapie, zum Beispiel mit Johanniskraut. Dabei darf natürlich nicht vergessen werden: Die erfolgreiche Behandlung der begleitenden depressiven Störung ist beim Alkoholkranken noch nicht die Lösung des Alkoholproblems, sie ist aber ein guter Anfang und nicht selten die Grundlage, daß sich der Betroffene mit der Alkoholabhängigkeit erfolgreich auseinandersetzen kann.

Häufiger und übermäßiger Alkoholkonsum führt zu einer schweren Schädigung innerer Organe und verstärkt nicht selten die affektiven Störungen, die »den Griff nach der Flasche« ausgelöst haben

Krebs, AIDS und andere Krankheiten

Das Abwehr- oder Immunsystem ist eines der kompliziertesten und zugleich wirkungsvollsten Apparate im menschlichen Organismus. Es besteht aus etwa drei Billionen Zellen, aus weißen Blutkörperchen, die

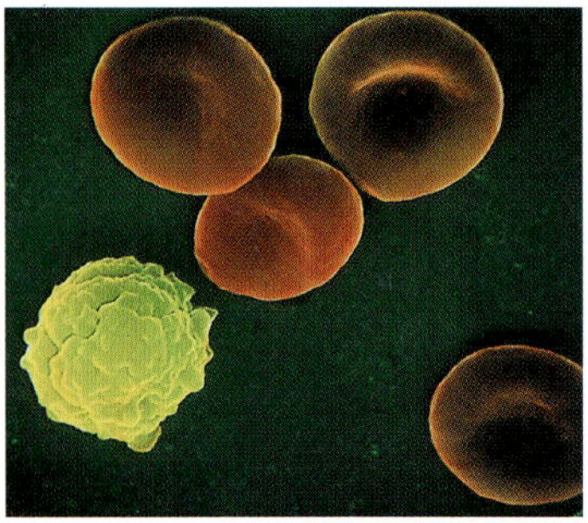

über Blut und Lymphe im ganzen Organismus verteilt sind und vor Ort patrouillieren. Dringt ein Erreger in den Körper ein, wird er von den weißen Blutkörperchen als »Fremdkörper« erkannt, angegriffen und zerstört. Gleichzeitig werden von den sogenannten B-Zellen Antikörper gebildet, die bei einer wiederholten Infektion die Abwehrleistung des Körpers um ein Vielfaches steigern. Damit nicht genug, hat das Immunsystem auch die Aufgabe, kranke oder gar entartete Zellen zu erkennen und zu zerstören und damit die Entstehung von Tumoren zu verhindern.

Das Immunsystem des Menschen hat nicht nur große Ähnlichkeit mit dem Zentralnervensystem – es reagiert auf Reize von außen, es kann lernen, hat ein Gedächtnis und vieles andere mehr –, das Immunsystem steht auch, wie man heute weiß, in einer sehr engen Beziehung zum Gehirn. Bei Streß, Trauer oder Depression sind nicht nur die Gefühle schwer und belastet, auch die Abwehrzellen sind in ihrer Aktivität reduziert und geschwächt. Es ist also naheliegend, daß durch die ausgleichende und antidepressive Wirkung von Johanniskraut auch das Immunsystem von den »dunklen Gedanken«, die von der Psyche ausgehen, befreit und – auf indirektem Weg also – aktiviert wird.

Das Immunsystem unterscheidet zwischen »Selbst« und »Nichtselbst«. Körperfremde Zellen und Stoffe werden bekämpft, körpereigene geduldet. Ist das System aus dem Gleichgewicht, entstehen Krankheiten

Darüber hinaus werden dem Johanniskraut heute auch noch andere, direkte Wirkungen auf das Immunsystem zugesprochen. Seit einigen Jahren mehren sich nämlich die Hinweise und Erfahrungsberichte aus Kliniken und Arztpraxen, daß Johanniskraut bei einigen schweren, zum Teil sogar lebensbedrohlichen Erkrankungen mit Erfolg eingesetzt werden kann; bei Erkrankungen, die entweder durch Krankheitserreger, wie zum Beispiel Viren oder Bakterien, hervorgerufen werden oder die auf ein stark geschwächtes Immunsystem zurückzuführen sind. Als Erklärung dafür haben die Wissenschaftler herausgefunden, daß Johanniskraut sowohl antibakterielle als auch virustatische beziehungs-

Das Immunsystem
Leben bedeutet Kampf: Von Geburt an muß sich der menschliche Organismus mit einer Vielzahl von Krankheitserregern und Fremdkörpern auseinandersetzen. Bakterien, Viren, Pilze und andere Parasiten versuchen in den Körper einzudringen und sich darin einzunisten, zu schmarotzen, beziehungsweise ihn zu zerstören. Dagegen setzt sich der Organismus sehr wirkungsvoll mit einer ganzen Armee von Zellen und Molekülen zur Wehr: mit dem Immunsystem. Dieses Abwehrsystem erkennt und zerstört körperfremde Stoffe, regeneriert und repariert den Organismus. Mit einem Wort: Ohne ein funktionstüchtiges Immunsystem würden wir keinen Tag überleben.

weise antivirale Eigenschaften besitzt. Darüber hinaus scheint Johanniskraut auch die körpereigenen Abwehrkräfte zu stärken und somit den Körper in seinem Kampf gegen die ungebetenen, krankmachenden Eindringlinge zu unterstützen. Hierzu einige Beispiele.

Herpes zoster (Gürtelrose)

Die Gürtelrose wird durch den selben Erreger verursacht wie die Windpocken, das *Varicella-zoster*-Virus. Bei einigen Patienten – meist Kindern –, die an Windpocken erkrankt sind, verbleibt das Virus auch nach überstandener Krankheit im Körper und setzt sich im Nervensystem fest. Das Virus schlummert gewissermaßen, bis die äußeren Umstände sich zu seinen Gunsten verändern. Mit anderen Worten, wenn es dem Menschen schlecht geht, zum Beispiel infolge einer anderen Erkrankung, durch Streß oder andere Belastungen, dann wird auch das Virus wieder aktiv. *Herpes-zoster*-Viren verursachen mitunter sehr starke Schmerzen. Äußerlich rufen sie einen roten, mit kleinen Bläschen versehenen und juckenden Ausschlag hervor, der nicht selten gürtelartig auf einer Seite um den Bauch verläuft (daher der Name: Gürtelrose). Hier kommen die verschiedenen pharmakologischen Eigenschaften von Johanniskraut gleich an mehreren Stellen zum Tragen:

Johanniskraut besitzt ein breites Wirkungsspektrum: Es hat antibakterielle, virustatische und antivirale Eigenschaften. Zudem stärkt es das Immunsystem und neutralisiert freie Radikale

Anwendungsgebiete

Als Öl auf die betroffenen Stellen aufgetragen, lindert es den Juckreiz. Innerlich, als Dragee oder Tee eingenommen, vermindert Johanniskraut die Nervenschmerzen und verbessert den Schlaf. Zudem greift es – wie in neueren Untersuchungen gezeigt werden konnte, sind dabei besonders die Inhaltsstoffe Hypericin und Quercitrin von Bedeutung – die Viren direkt an und vermindert ihre Fähigkeit, sich zu vermehren beziehungsweise auszubreiten.

Herpes simplex

Die *Herpes-labialis*-Viren sind mit den *Herpes-zoster*-Viren zwar verwandt, rufen aber ein ganz anderes Krankheitsbild hervor: den Lippenherpes oder auch Fieberbläschen genannt. Auch bei diesen Viren kommt die virushemmende (virustatische), bei hoher Dosierung sogar viruszerstörende (antivirale) Wirkung des Johanniskrauts zum Zug. Die Viren , die sich in der Haut oder in den Schleimhäuten eingenistet haben, sind über längere Zeiträume hinweg inaktiv und ruhig (Latenzphase). Erst durch eine fiebrige Erkrankung, starke Sonneneinstrahlung oder auch die Regelblutungen können sie sozusagen geweckt, provoziert werden und beginnen sich zu vermehren. Es empfiehlt sich, das Öl gleich am ersten Tag, wenn sich ein leichtes Spannungsgefühl oder Kribbeln in den Lippen bemerkbar macht, auf die betroffenen Stellen aufzutragen.

AIDS

Johanniskraut ist in der AIDS-Therapie gleich von doppeltem Nutzen: Es lindert die depressiven Verstimmungen und stärkt die körpereigene Abwehr

Die Immunschwächekrankheit AIDS versetzt die Menschheit nun schon seit fast zwanzig Jahren in Angst und Schrecken. Mittlerweile ist zwar nicht nur das HIV-Virus bekannt, auch die Übertragungsmöglichkeiten wurden erforscht. Das alles trug dazu bei, daß Vorsorgemaßnahmen im großen Stil eingeleitet werden konnten. Nur die Behandlung der Betroffenen, der HIV-positiven Patienten, ist nach wie vor unzureichend: Die Kosten der bislang etablierten Zytostatikatherapie sind sehr hoch, die Chancen auf Heilung gering.

Auf der Suche nach einem wirksamen Heilmittel gegen diese nicht nur von den Hauptrisikogruppen (zum Beispiel Homosexuelle und Heroinabhängige) gefürchtete Krankheit setzten amerikanische Forscher 1988 erstmals auch den pflanzlichen Wirkstoff Johanniskraut ein. In Untersuchungen an Mäusen, die mit einem HIV-ähnlichen, tierischen Retrovirus, dem *Friend-leukemia-virus*, infiziert worden waren, konnten die Wissenschaftler nachweisen, daß hohe Dosen an Hypericum die Überlebenszeit der Tiere deutlich verbessert. Während unbehandelte Tiere bereits 15 bis 30 Tage nach der Infektion mit dem tödlichen Erreger starben, überlebten die mit Johanniskraut behandelten Tiere 240 Tage. Die Überlebenszeit der mit Zidovudin – einem synthetischen Virustatikum – behandelten Kontrollgruppe betrug 70 Tage. Diese Ergebnisse, die ebenso wie die Herpes-Studien darauf hindeuten, daß Johanniskraut antivirale Eigenschaften besitzt, konnten allerdings in Untersuchungen an Zellkulturen (sogenannten *in-vitro*-Untersuchungen) nicht bestätigt werden. Auch die klinischen Versuche mit HIV-positiven Patienten sind bislang noch nicht ausreichend, um eine immunstimulierende Wirkung von Johanniskraut bei AIDS-Patienten zu postulieren. Zwar besserte sich in aller Regel das subjektive Befinden der Patienten nach Einnahme von Johanniskraut, was sich mit der antidepressiven Wirkung dieser Pflanze erklären läßt, eine positive Veränderung des Immunstatus war jedoch nur in Einzelfällen nachzuweisen. Es bleibt abzuwarten, ob Johanniskraut auch bei AIDS als Immuntherapeutikum mit Erfolg eingesetzt werden kann.

Krebs

»Krebs ist im üblichen Sinn keine Krankheit, Krebs ist eher ein zweites, allerdings fehlgesteuertes Leben in uns.« Mit diesen einfachen und doch klaren Worten definierte Professor F. Vester, Biochemiker und Krebsforscher aus Konstanz, diese Erkrankung. Die Entstehung von Krebszellen ist also kein ungewöhnlicher Vorgang, man nimmt heute sogar an, daß in jedem Menschen pro Tag etwa tausend Krebszellen gebildet werden. Doch diese Zellen werden sogleich erkannt und zerstört. Es müssen schon eine ganze Reihe von Faktoren zusammenkommen, damit sich die entarteten Zellen weiter, unkontrolliert und hemmungs- beziehungsweise rücksichtslos, vermehren können: Risikofaktor Nummer 1 ist – wenn man den epidemiologischen Untersu-

Freie Radikale zählen zu den Hauptrisikofaktoren bei der Entstehung von Krebs. Durch die besonderen chemischen Eigenschaften der Flavonoide im Johanniskraut werden freie Radikale neutralisiert

chungen des Bundesgesundheitsamtes der letzten Jahre Glauben schenken will – die falsche Ernährung! Risikofaktor 2 ist das Rauchen. Darüber hinaus spielen Infektionen, Schadstoffe aus der Umwelt, Medikamente und elektromagnetische Strahlen eine mehr oder weniger große Rolle. Und all diese Faktoren wirken direkt oder indirekt schädigend auf das Immunsystem des Menschen.

Überhaupt spielt das Abwehrsystem bei der Entstehung von Tumoren eine sehr zentrale Rolle. Zellen, die sich durch einen Defekt in der Erbsubstanz mit einemmal unkontrolliert und ohne Rücksicht auf die äußere Umgebung – sprich das sie umgebende Gewebe – vermehren, werden im Normalfall durch sogenannte Killerzellen erkannt und abgetötet. Sind diese Killerzellen jedoch geschwächt, vermindert oder an anderen Abwehrschauplätzen beschäftigt (zum Beispiel an chronischen Entzündungsherden), können sich entartete Zellen unbemerkt und unbehelligt vermehren, das Geschwür beginnt zu wachsen. Ein weiterer wichtiger Faktor in diesem Zusammenhang sind die sogenannten freien Radikale. Dabei handelt es sich um sehr reaktionsfreudige chemische Verbindungen, die in unserer Umwelt, aber auch in unserem Körper auftreten – beziehungsweise dort gebildet werden – und lebenswichtige Moleküle, Enzyme, Zellmembranen und die Erbsubstanz angreifen und zerstören. Derartige flächenbrandartige Reaktionen zu verhindern – das ist die Aufgabe von bestimmten Enzymen, Spurenelementen (zum Beispiel Selen) und einigen Vitaminen. Besonders wirksam als sogenannte »Radikalfänger« sind die Vitamine E und A. Aber auch die in Johanniskraut enthaltenen Flavonoide neutralisieren, entschärfen freie Radikale. Flavonoide sind in vielen Pflanzen enthalten. Der Name geht auf das lateinische Wort *flavus* – gelb – zurück und deutet darauf hin, daß diese Moleküle für die kräftige gelbe Farbe etwa in Färbepflanzen verantwortlich sind. Wie man heute weiß, sind Flavonoide große, aus mehreren Kohlenstoffringen zusammengesetzte Moleküle (sogenannte aromatische Ringe). Über und unter diesem stabilen Grundgerüst schweben kreisförmige

Mit Vitamin E gegen freie Radikale. Wußten Sie, daß Fenchel eine der Vitamin-E-reichsten Pflanzen ist?

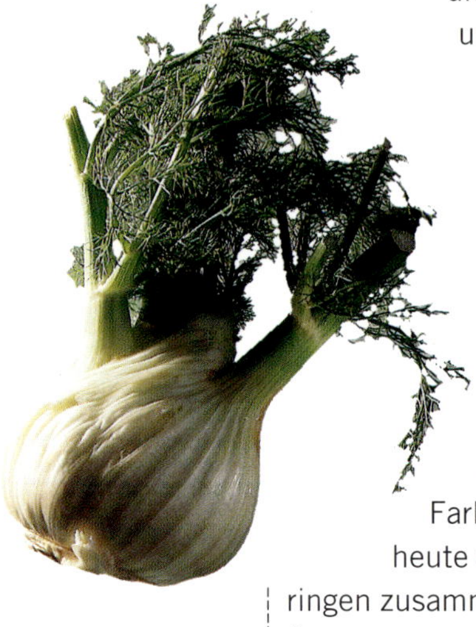

Elektronenwolken, die gleichfalls sehr stabil und daher gut geeignet sind, geladene Teilchen, wie zum Beispiel Elektronen, aufzunehmen, ohne dabei ihre Form und ihren Zusammenhalt aufzugeben. Kommt ein freies Radikal mit einem Flavonoid in Berührung, gibt es seine schädliche Energie an dieses ab und verwandelt sich damit in ein harmloses, vom Körper abbaubares Molekül. In diesem Sinn kann Johanniskraut sowohl zur Vorbeugung gegen Krebs als auch zur Therapie bei einer Tumorerkrankung (denn auch im Rahmen einer Zytostatikabehandlung oder -bestrahlung werden unzählige Radikale freigesetzt) verwendet werden.

Weitere Anwendungsgebiete des Johanniskrauts

Johanniskraut und seine Extrakte enthalten mindestens zehn Stoffgruppen, die wahrscheinlich alle zu den arzneilichen Wirkungen beitragen. Entsprechend vielseitig ist die Wirksamkeit der Heilpflanze. *Hypericum perforatum L.* wird daher nicht nur bei Befindlichkeitsstörungen und Erkrankungen des Nervensystems eingesetzt, sondern ist auch zur Behandlung zahlreicher anderer Beschwerden sehr beliebt. Die Wirksamkeit bei diesen Krankheitsbildern ist bisher nicht wissenschaftlich belegt worden. Sie stützt sich lediglich auf die Aufbereitung der Erfahrungsmedizin. Die erwarteten Wirkungen können jedoch alle anhand der bisher gefundenen Inhaltsstoffe theoretisch belegt werden.

Bereits die Ärzte im antiken Griechenland setzten das Johanniskraut bei Hieb- und Stichverletzungen ein, ohne von seiner antiseptischen Wirksamkeit zu wissen. In Anlehnung an die Ähnlichkeitslehre erwarteten sie die wundheilungsfördernden Wirkungsqualitäten wegen der perforierten Blätter der Pflanze

Hauterkrankungen

Aufgrund seiner antiseptischen Eigenschaften durch den Inhaltsstoff Hyperforin eignet sich Johannisöl sehr gut zur Behandlung offener Wunden und anderer Hauterkrankungen. Die häufigsten Anwendungsgebiete sind kleinere Furunkel, offene Hautblasen, Schürfwunden und Stichverletzungen. Dazu wird ein Mulläppchen mit Öl getränkt und einige Minuten auf die erkrankte Hautpartie gelegt. Die Anwendung ist mehrmals täglich zu wiederholen.

Seine schmerzstillende und kühlende Wirkung durch die ätherischen Öle macht das Johannisöl zu einem wirksamen Mittel bei ziehenden

und reißenden Schmerzen wie Neuralgien, Ischias, Hexenschuß und Narbenschmerzen. Auch zur Behandlung von Sonnenbrand und anderen Verbrennungen ersten Grades ist es ideal. Es kann überall dort eingesetzt werden, wo viele Nervenendigungen verletzt sind.
Eitrige Hautpickel und unreine Haut kann man mit Johanniskrauttinktur oder einem Dampfbad aus Johanniskrautblüten schonend desinfizieren und reinigen.

Johannisöl ist ein ausgezeichnetes Hausmittel zur Behandlung oberflächlicher Hautverletzungen und Brandwunden

Bei bettlägerigen Patienten eignet sich das Johannisöl zur Vorbeugung von Wundliegen und bei stillenden Müttern zur Prophylaxe einer Entzündung der Brustwarzen. Die Pflege von Amputationsstümpfen und spröder Haut ist ebenfalls ein häufig zitiertes Einsatzgebiet des Johannisöls.
Durch den Hypericin- und Quercetingehalt hat die Droge virenhemmende Effekte, wodurch sie zur unterstützenden Behandlung von Gürtelrose und Windpocken verwendet werden kann. Vorteilhaft ist bei diesen Erkrankungen ferner ihre juckreizstillende Wirkung durch die ätherischen Öle und den hohen Gehalt an Gerbstoffen. Auch Herpesbläschen lassen sich durch Johannisöl oder Johanniskrautcreme wirksam bekämpfen. Der erkaltete Teeaufguß verschafft als Mundspülung Linderung bei Mundschleimhaut- und Zahnfleischentzündungen.
Bei nervös bedingten Magenbeschwerden (Magenschleimhautentzündung) wird das Johannisöl innerlich angewendet. Als wirksame Substanzen kommen hier die Procyanidine und das Amentoflavon in Frage. Ferner spielt die beruhigende und antidepressive Wirkung eine wichtige Rolle, da Magenbeschwerden häufig psychisch und streßbedingt sind.

Sportverletzungen

Bei Sportverletzungen aller Art sind Johannisöl und Johanniskrautumschläge Mittel der ersten Wahl. Blutergüsse, Muskelzerrungen, Prellungen, Quetschungen, Verrenkungen und Verstauchungen lassen sich durch die Wirkungen des Johanniskrauts schnell lindern. Bei Muskelzerrungen und Verstauchungen hilft das Öl durch seinen kühlenden, schmerzstillenden Effekt. Bei Blutergüssen und Prellungen wirkt es

darüber hinaus gefäßverengend und verhindert eine weitere Ausbreitung der innerlichen Blutung.
Johannisöl sollte alle zwei Stunden vorsichtig auf die betroffenen Stellen aufgetragen werden, Umschläge aus Johanniskrauttee oder -extrakt sind ebenfalls alle zwei Stunden zu erneuern.

Johanniskrautumschläge und Johannisöl eignen sich sehr gut zur Erstbehandlung von Sportverletzungen

Wechseljahrsbeschwerden und Migräne

Weitere Indikationsgebiete des Johanniskrauts sind Wechseljahrs- und Menstruationsbeschwerden. Ein bis zwei Tassen Tee pro Tag können die depressiven Verstimmungen lindern, die sich bei vielen Frauen durch die Hormonumstellung in den Wechseljahren oder vor der Regelblutung einstellen. Johanniskrautpräparate eignen sich in den Wechseljahren zur Behandlung depressiver und neurotischer Beschwerden oft genausogut wie synthetische Antidepressiva oder eine Hormontherapie und sind dabei wesentlich besser verträglich.
Als günstig hat sich auch die Kombination von Salbei- und Johanniskrauttee erwiesen, da Salbei das Wärmeregulationszentrum im Gehirn beeinflussen soll, so daß Häufigkeit und Intensität von Hitzewallungen und Schweißausbrüchen verringert werden.
Als Tee bei Menstruationsstörungen eignet sich die Kombination von Johanniskraut und Mistelkraut zu gleichen Teilen. Bei zu schwachen Periodenblutungen soll eine Mischung aus Beifuß, Frauenmantel und Johanniskraut (1:1:1-Teile) Abhilfe schaffen, wenn etwa eine Woche vor Eintritt der erwarteten Regelblutung mit der Anwendung begonnen wird.
Migräne ist eine spezielle Art des Kopfschmerzes, die besonders häufig Grübler und angespannte Menschen betrifft. Etwa zehn Prozent der Bevölkerung leiden an Migräne, wobei Frauen fünfmal häufiger betroffen sind als Männer. Johanniskraut kann durch seine entspannende Wirkung auf das ganze Nervensystem die nächste Migräneattacke hinauszögern oder vielleicht sogar ganz verhindern. Ferner sollen die in *Hypericum perforatum L.* enthaltenen Flavonoide die Aktivität des Neurotransmitters Serotonin erhöhen, der im Körper die Freisetzung schmerzlindernder Substanzen anregt.
Bei den ersten Anzeichen eines Migräneanfalls wie Lichtempfindlich-

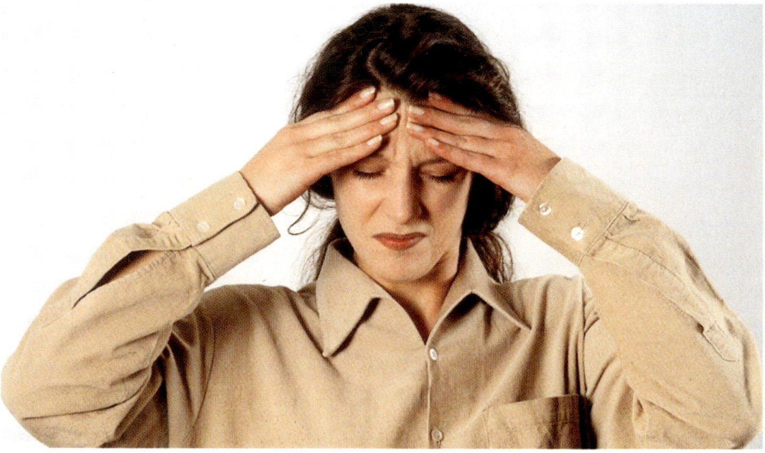

Johanniskraut, die wirksame Sofortmaßnahme bei Migräne

keit, Schwindel und Sehstörungen sollte sofort eine Kapsel eines hochdosierten Hypericumpräparats eingenommen werden.
Es hat sich bewährt, die Schläfen zusätzlich mit Pfefferminzöl zu massieren, denn Pfefferminz lindert und verkürzt die Schmerzen durch seine kühlende und entkrampfende Wirkung.
Auf keinen Fall darf eine regelmäßig wiederkehrende Migräne mit freiverkäuflichen Schmerzmitteln behandeln werden. Hier ist ein Arztbesuch unbedingt angezeigt.

Herzinsuffizienz und Durchfall

Der hohe Gerbstoffgehalt des Johanniskrauts, speziell die Procyanidine, machen es zu einer unterstützenden Heilpflanze bei Herzmuskelschwäche (Herzinsuffizienz). Zusammen mit der herzdurchblutungsfördernden Arzneipflanze Weißdorn kann es bei reduzierter Sauerstoffversorgung und mangelnder Kontraktionsfähigkeit des Herzens eingesetzt werden. Das Inhaltsstoffspektrum der Gerbstoffe ist bei Johanniskraut fast identisch mit dem der berühmten herzwirksamen Pflanze. Durch seine beruhigenden Effekte verringert das Johanniskraut die Herzfrequenz und wirkt schlaffördernd. Dadurch muß der Herzmuskel weniger arbeiten und wird zusätzlich entlastet. Die Einnahme von Weißdornblättern mit Blüten und Johanniskraut

eignet sich am besten als Teemischung (1:1-Teile); sie muß aber mindestens vier bis sechs Wochen durchgeführt werden, bevor mit einer Wirkung zu rechnen ist.
Bei Herzerkrankungen muß berücksichtigt werden, daß der Patient bei unsachgemäßer Therapie schnell in lebensbedrohliche Situationen geraten kann. Die Behandlung einer Herzschwäche mit Johanniskraut und Weißdornblättern mit Blüten ist nicht therapeutischer, sondern nur vorbeugender Art. Sie kann die Weiterentwicklung einer bestehenden Schädigung des Herzens lediglich verlangsamen, aber nicht heilen. Die alleinige oder zusätzliche Therapie einer Herzinsuffizienz mit Johanniskraut und Weißdorn ist daher unbedingt mit einem Arzt abzustimmen.
Der hohe Gerbstoffgehalt des Johanniskrauts ist auch der Grund für seine Anwendung bei Verdauungsstörungen, speziell bei Durchfällen (Diarrhöen). Die Gerbstoffe binden Eiweißmoleküle auf der Darmschleimhaut, so daß diese von Bakterien nicht mehr verstoffwechselt werden können. Ferner bekämpfen die antibakteriellen und entzündungshemmenden Inhaltsstoffe des Johanniskrauts die Ursache des Durchfalls und nicht nur die Symptome. Durch die beruhigenden und entspannenden Wirkungen von *Hypericum perforatum L.* können auch psychisch und streßbedingte Durchfälle wirksam behandelt werden.
Da die Substanzklasse der Gerbstoffe im alkoholischen Johanniskrautextrakt nicht oder nur in Spuren enthalten ist, eignet sich die Tinktur nicht zur Behandlung von Diarrhö. Bei Durchfallerkrankungen ist die Anwendung von Johanniskrauttee oder Johannisöl (dreimal täglich eine Tasse beziehungsweise ein Teelöffel) angezeigt.

Die Gerbstoffe des Johanniskrauts helfen bei Herzschwäche und Durchfallerkrankungen. Ein Fläschchen Johannisöl gehört daher in jede Haus- und Reiseapotheke

Kapitel 5

Einsatz von Johanniskraut in der Praxis

Die Arten der Anwendung des Johanniskrauts sind vielfältig: Neben der geschnittenen Droge und dem Drogenpulver werden flüssige und feste Zubereitungen zur innerlichen Anwendung, flüssige und halbfeste (salbenartige) Zubereitungen zur äußerlichen Anwendung und mit fetten Ölen hergestellte Präparationen zur innerlichen und äußerlichen Anwendung eingesetzt.

Darreichungsformen

Johanniskrauttee

Als Tee wird Johanniskraut in erster Linie gegen Beschwerden im psychischen Bereich verwendet: Winter- und Altersdepressionen, Nervosität, Angstzustände, Schlafstörungen, Wetterfühligkeit und Bettnässen lassen sich durch die regelmäßige Anwendung von Johanniskrauttee lindern. Hierzu werden zirka zwei Gramm (ein gehäufter Teelöffel) der geschnittenen Krautdroge *Hyperici herba* mit 150 Milliliter kochendem Wasser übergossen. Der Tee muß etwa zehn Minuten ziehen, damit die wirksamen Bestandteile in ausreichender Menge extrahiert, d. h. aus der Droge in das Wasser überführt werden können. Da die ätherischen Öle leicht flüchtig sind, sollte der Tee beim Ziehen abgedeckt werden.

Generell gilt: Je länger der Tee zieht, um so stärker wird die Wirkung der Gerbstoffe ausfallen. Dadurch ist die herzkräftigende Wirkung des Tees besonders stark, bei empfindlichen Menschen kann er aber auch Magenbeschwerden auslösen. Falls nach Anwendung von Johanniskrauttee Magendrücken oder Herzklopfen auftreten, sollte der Tee bei der nächsten Zubereitung nur noch fünf Minuten ziehen.

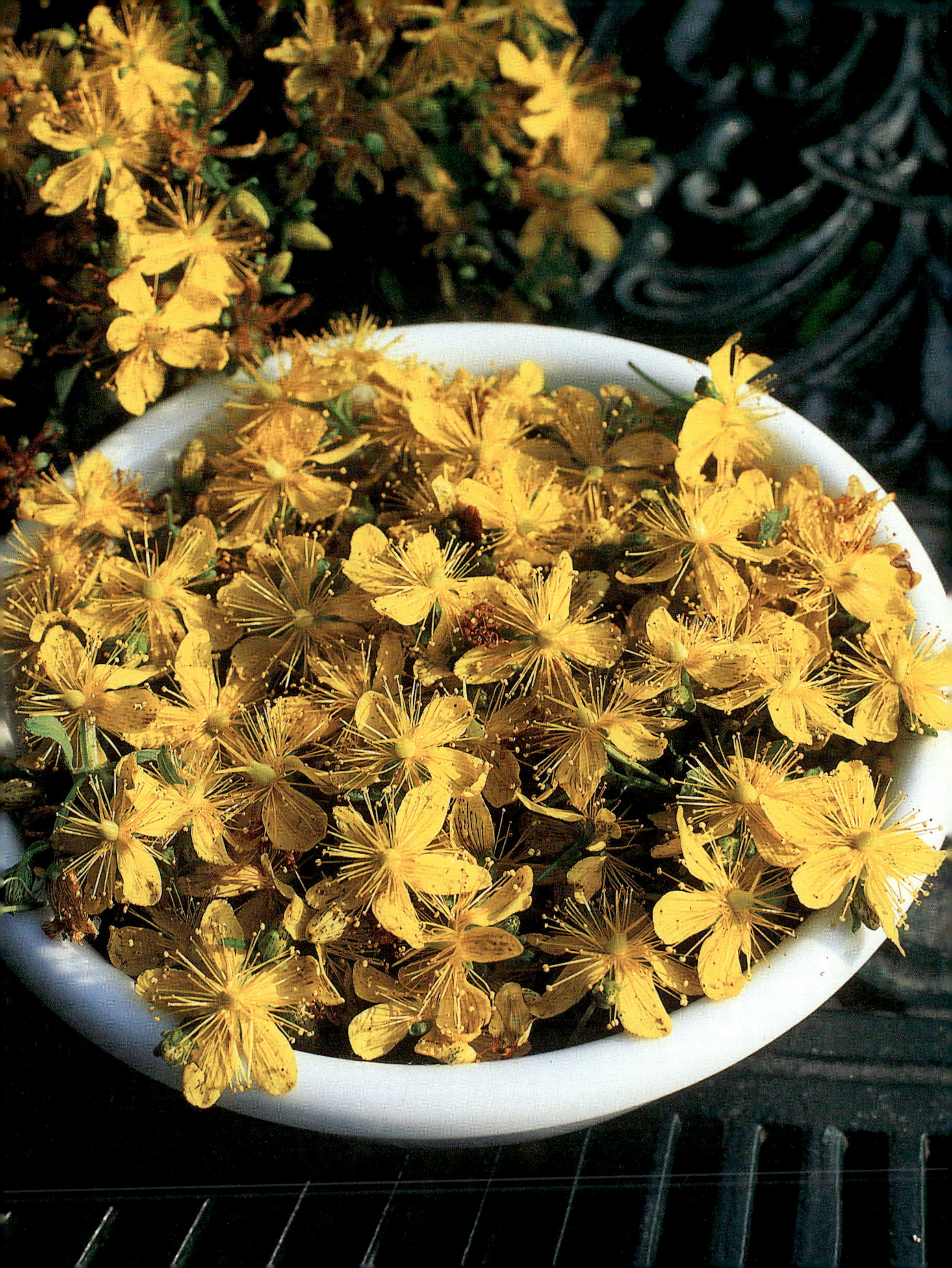

Eine andere Möglichkeit der Teezubereitung ist der sogenannte »Kaltaufguß nach Apotheker Pahlow«. Herr Pahlow empfiehlt, den Tee mit kaltem Wasser anzusetzen. Wasser und Droge werden dann zusammen fünf Minuten lang zum Sieden erhitzt und danach abgeseiht. Der Kaltaufguß schmeckt zwar weniger gut als der mit heißem Wasser bereitete Tee, jedoch soll er bei einigen Menschen rascher wirken. Ferner gelangen bei dieser Methode weniger Gerbstoffe in den Tee, so daß er besser verträglich ist. Allerdings hat er auch eine weniger durchblutungsfördernde Wirkung auf den Herzmuskel.

Johanniskraut wird zur Behandlung von Befindlichkeitsstörungen häufig mit anderen Arzneipflanzen kombiniert. In vielen Fällen kann so ein breiteres Wirkungsspektrum erzielt oder gegen eine Erkrankung von verschiedenen Seiten aus angegangen werden. Die Wirksamkeit dieser Teemischungen ist jedoch nicht wissenschaftlich belegt. Ihre Anwendung beruht auf den Erkenntnissen über die Wirkungen der einzelnen Bestandteile und auf den jahrhundertelangen Erfahrungen, die in der Volksmedizin gesammelt wurden.

Die beliebteste Kombination ist zweifellos die von Johanniskraut und Baldrianwurzel (1:1-Teile). Durch die schlaffördernde und angstlösende Wirkung des Baldrians vereinen sich diese beiden Arzneipflanzen zu einer beruhigenden und stimmungsaufhellenden Teemischung, die für erholsamen Schlaf, ein stabiles Nervensystem und eine ausgeglichene Psyche sorgt.

Speziell bei Einschlafstörungen eignet sich eine Mischung aus Johanniskraut, Hopfenzapfen und Lavendelblüten (3:2:2-Teile). Hopfen und Lavendel haben sich ebenfalls bei Einschlafstörungen und Nervosität bewährt. Diese Kombination wird nicht nur als Tee, sondern häufig auch als Füllstoff für ein Schlafkissen verwendet. Die aromatischen Düfte wirken beruhigend auf das Nervensystem und ermöglichen einen erholsamen Schlaf.

Johanniskrauttee eignet sich besonders zur Anwendung bei depressiven Verstimmungen und Herzschwäche. Die Droge läßt sich auch mit vielen anderen Heilpflanzen zu einer Teemischung kombinieren

Als Tee gegen Streß und Überarbeitung kann eine Mischung aus Melissenblättern, Rosmarinblättern und Johanniskraut (1:1:1-Teile) eingesetzt werden. Die Melisse soll die Psyche vor Reizüberflutung schützen, wohingegen die ätherischen Öle des Rosmarins als Mobilisatoren des Herz-Kreislauf-Systems gelten.

Darreichungsformen

Für die Zubereitung der Arzneitees gilt allgemein: Morgens und abends werden ein bis zwei Teelöffel Droge oder Drogenmischung mit 150 Milliliter kochendem Wasser versetzt und etwa zehn Minuten abgedeckt stehengelassen. Danach wird der Tee abgeseiht und schluckweise getrunken. Für den Wirkungseintritt ist im allgemeinen eine vier- bis sechswöchige Kur notwendig.

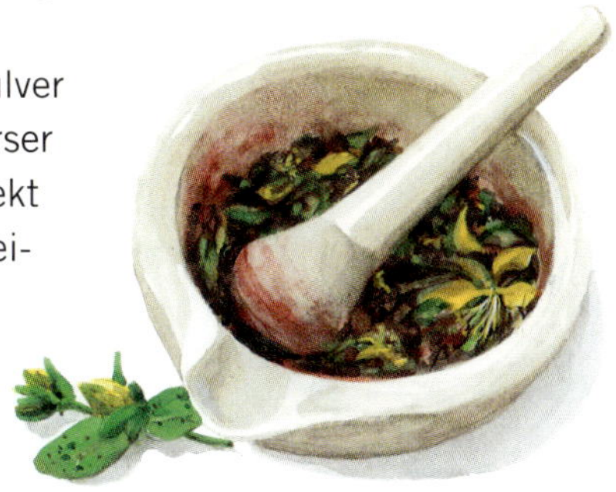

Neben der geschnittenen Droge ist Johanniskrautpulver erhältlich, das durch Zerkleinern der Blüten im Mörser hergestellt wird. Das grünbraune Pulver kann direkt eingenommen werden, allerdings ist dann eine ausreichende Flüssigkeitszufuhr erforderlich. Für die Zubereitung von Tee ist es genauso wie die geschnittene Droge verwendbar, es verliert jedoch schneller seine wirksamen Inhaltsstoffe und ist daher nicht so lange lagerfähig. Da der Geschmack des Pulvers relativ gewöhnungsbedürftig ist, kann es auch in verkapselter Form erworben werden. Die Wirkstoffe des Johanniskrauts, besonders die krebshemmenden Flavonoide, liegen im Pulver in hoher Konzentration vor.

Johanniskrauttinktur

Die Johanniskrauttinktur wird mit 70prozentigem Alkohol hergestellt. Sie eignet sich innerlich bei Erkrankungen des Verdauungssystems und der Atmungsorgane. Äußerlich kann die Tinktur bei eitrigen Pickeln und Furunkeln oder zur Hautreinigung eingesetzt werden. Bei offenen Wunden ist sie wegen des hohen Alkoholgehalts ungeeignet, da dieser die Schmerzen verstärkt und die Wundheilung verzögert. Innerlich sollte die Tinktur nur in akuten Fällen und nicht länger als vier Wochen angewendet werden. Die Tagesdosis liegt bei dreimal zehn Tropfen zu den Mahlzeiten.

Wesentlich konzentrierter und daher wirksamer als Johanniskrauttinktur ist Johanniskrautfluidextrakt. Er wird ebenfalls aus *Hyperici herba* und Weingeist hergestellt und eignet sich zur Behandlung depressiver Verstimmungen, tageszeitlicher Stimmungsschwankungen, Schlafstörungen und Migräne. Wegen des hohen Alkoholgehalts sind Johanniskrauttinktur und -fluidextrakt für Kinder und Alkoholiker ungeeignet.

Johannisöl

Die Anwendung des Johanniskrauts in Form eines Öls gehört zu den ältesten Darreichungsformen dieser Pflanze. Das Standardjohannisöl wird in einem mehrwöchigen Prozeß aus Johanniskrautblüten und Olivenöl hergestellt (25:100-Teile). Das rubinrote Johanniskrautöl enthält die fettliebenden Bestandteile der Pflanze, da es durch den Auszug der Droge mit einem Pflanzenöl gewonnen wird. Vorhanden sind in erster Linie ätherisches Öl, Hyperforine und Hypericine.
Durch die antibakteriell wirksamen Verbindungen Hyperforin und Adhyperforin und das entzündungshemmende Amentoflavon ist das Öl besonders gut zur Behandlung von Hautverletzungen, entzündlichen Hauterkrankungen oder rheumatischen Beschwerden geeignet. Das Olivenöl hält die Haut geschmeidig und fördert die Wundheilung. Innerlich eignet sich das Johannisöl zur Anwendung bei entzündlichen Magen- und Darmbeschwerden, bei Lebererkrankungen und zur Anregung des Gallenflusses (zwei- bis dreimal täglich ein Teelöffel). Die Hyperforine wirken entzündungshemmend, während sich das Olivenöl wie eine Schutzschicht auf die empfindlichen Schleimhäute legt und die Schmerzen lindert.
Eine spezielle Variante von *Oleum Hyperici* stellt das Weißweinöl dar. Es unterscheidet sich im Herstellungsprozeß und dadurch auch in der Zusammensetzung der Wirkstoffe vom Standardjohannisöl. Die frischen, angestoßenen Blütenspitzen werden mit einer Mischung aus Weißwein und Olivenöl (1:1:2-Teile) angesetzt, drei Tage stehengelassen und dann im Wasserbad erhitzt, bis der Wein vollständig verdunstet ist. Dann kann das Öl durch ein Leintuch filtriert und auf kleine Fläschchen verteilt werden. Wie das Standardjohannisöl hat auch das Weißweinöl eine blutrote Farbe. Es eignet sich besonders zur Behandlung leichter Hautverbrennungen.

Johannisöl lindert durch seine antiseptische Wirkung äußere und innere Entzündungen

Ein spezielles Öl zu Behandlung von Sonnenbrand und anderen Brandwunden läßt sich aus Johanniskraut und Leinöl herstellen. Leinöl werden selbst ebenfalls brandstillende Eigenschaften zugesprochen.

Darreichungsformen

Johannisöl kann in Form eines Bleibeklistiers bei Entzündungen im Bereich des Enddarms (Hämorrhoiden) eingesetzt werden. Dazu werden 10 bis 20 Milliliter des Standardjohannisöls mit einer Klistierspritze in den Enddarm eingeführt. Das Bleibeklistier ist vor dem Schlafengehen anzuwenden und muß mehrere Male wiederholt werden.

Die große Palette der Fertigarzneimittel

Bedingt durch die zunehmende »Chemiemüdigkeit« der Bevölkerung, die sich in den letzten zwei Jahrzehnten immer mehr verbreitet hat, beschäftigt sich die pharmazeutische Industrie in zunehmendem Maß mit der Herstellung johanniskrauthaltiger Präparate. Selbst Pharmariesen wie die Bayer AG betraten mit ihrem Präparat Remotiv® erstmals den Markt der Phytopharmaka.

Die Folge der zunehmenden Vermarktung des Johanniskrauts ist der steigende Bekanntheitsgrad seiner Heilwirkung bei Heilkundigen und Patienten. Da es eine echte Alternative zu synthetischen Antidepressiva darstellt, bekommen die üblichen Psychopharmaka mit dieser Heilpflanze eine ernstzunehmende Konkurrenz. Die Hersteller der klassischen Antidepressiva werden daher gezwungen, nebenwirkungsärmere Medikamente zu entwickeln und auf den Markt zu bringen. Die pharmazeutische Industrie besitzt außerdem die finanziellen Mittel, um die Wirkungsmechanismen des Johanniskrauts zu erforschen und dadurch möglicherweise noch weitere nützliche Wirkungen zu entdecken.

Der Vorteil der Fertigarzneimittel liegt darin, daß sie fast immer eine definierte Menge an Johanniskrauttrockenextrakt (Gesamtextrakt) enthalten, der auf den Gehalt an Gesamthypericin standardisiert wurde. Daher sind sie hinsichtlich der Qualität keinen jahreszeitlichen Schwankungen unterworfen und leichter und genauer zu dosieren als Johanniskrauttee oder -tinktur. Die Einnahme eines Dragees oder einer Kapsel ist außerdem bequemer als die dreimal tägliche Zubereitung eines Tees.

Die Rote Liste, das Arzneimittelverzeichnis des Bundesverbandes der pharmazeutischen Industrie e.V., führt 1997 allein 29 johanniskrauthaltige Monopräparate zur Behandlung depressiver Verstimmungszustände auf. Als Kombinationspräparate mit anderen Heilpflanzen (meist mit Kava-Kava-Wurzelstock und Baldrianwurzel) werden vier Fertigarzneimittel angeboten. Als Medikament mit angstlösender Wirkung sind drei johanniskrauthaltige Kombinationsprodukte im Handel erhältlich.

Fast alle Präparate unterscheiden sich im Herstellungsverfahren, in der Zusammensetzung und in der Dosieranleitung. Die empfohlenen Tagesdosen schwanken zwischen 0,1 und 2,7 Milligramm Hypericin. Eine einheitliche Wirkung der Produkte ist daher auf keinen Fall zu erwarten.

Die pharmakologischen und klinischen Untersuchungen des Johanniskrauts wurden fast alle mit einer Tagesdosierung von dreimal 300 Milligramm Gesamtextrakt (entsprechend dreimal 0,9 Milligramm Hypericin) durchgeführt, so daß die Wirkungen nicht auf ein Präparat mit weniger Wirkstoffgehalt übertragbar sind. Da die verschiedenen Herstellungsverfahren (unterschiedliche Extraktionsmittel, -dauer und -temperatur) der Pharmaunternehmen eine unterschiedliche Zusammensetzung der Inhaltsstoffe zur Folge haben, können genaugenommen selbst Präparate mit gleicher Menge Gesamtextrakt nicht miteinander verglichen werden. Die Untersuchungsergebnisse eines Präparats gelten daher nur für dieses Fertigarzneimittel und nicht wie bei chemisch genau definierten Wirkstoffen auch für das gleiche Produkt eines anderen Herstellers.

Sicher ist jedoch, daß der Gehalt des Hypericumpräparats einer bestimmten Firma über lange Zeit konstant bleibt, denn die einzelnen Schritte des Herstellungsverfahrens sind genau definiert, und durch die Einstellung des Extrakts auf einen bestimmten Gehalt der Leitsubstanz Hypericin erfolgt eine Normierung der pharmazeutischen Qualität. Hat man sich also einmal für ein Produkt entschieden, ist es zweckmäßig, nicht ohne zwingenden Grund das Präparat zu wechseln, wenn die Wirkung weiterhin gleich bleiben soll.

Die Auswahl der Fertigarzneimittel ist groß und vielfältig. Achten Sie beim Kauf eines Produkts auf den Gehalt des Gesamtextrakts

Beim Kauf eines Johanniskrautpräparats sollte auf die Menge des Gesamtextrakts und des Hypericingehalts geachtet werden. Es empfiehlt sich, in der Packungsbeilage nachzuschauen und nachzurechnen, wieviel Einheiten pro Tag eingenommen werden müssen, denn daraus ergeben sich oft große Preisunterschiede zwischen den einzelnen Produkten.

Die Verwendung von Kombinationspräparaten ist nicht zu empfehlen, da die einzelnen Inhaltsstoffe fast immer unterdosiert und daher unwirksam sind.

Johanniskraut in der Homöopathie, Anthroposophie und Volksheilkunde

Die Homöopathie ist eine Arzneimitteltherapie ganz besonderer Art. Homöopathische Arzneimittel – hergestellt aus pflanzlichen, mineralischen oder organischen Grundsubstanzen – wirken als Reiz- und Umstimmungsmittel, die den Organismus zur Selbstheilung anregen. Diese Wirkstoffe werden auch nur in kleinsten Mengen verabreicht, um den Körper nicht durch eine chemische, fremde Substanz und deren Nebenwirkungen zu belasten. Es geht vielmehr darum, mit Hilfe des Arzneimittels eine Information zu übermitteln, die der Körper für die Heilung benötigt.

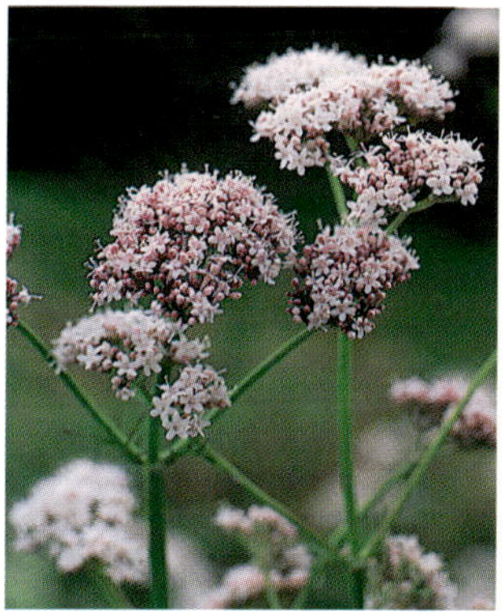

Baldrian ist eine der bekanntesten Heilpflanzen überhaupt. Seine beruhigende und schlaffördernde Wirkung ist geradezu sprichwörtlich

Auch die Prinzipien zur Arzneimittelherstellung unterscheiden sich grundsätzlich von denen anderer Therapieverfahren: In der Phytotherapie, der Pflanzenheilkunde, werden Pflanzen beziehungsweise Wirkstoffe aus Pflanzen daraufhin untersucht, welche Wirkungen sie haben. Der Thymian wirkt schleimlösend, Baldrian beruhigend und Kamille entzündungshemmend – nur um einige Beispiele zu nennen. Dementsprechend werden diese Pflanzen bei Husten (Thymian), Schlaflosigkeit (Baldrian) und Magenschleimhautentzündungen (Kamille) eingesetzt.

Im Gegensatz dazu beruht die Gabe von homöopathischen Arzneimitteln auf der Beobachtung, daß ein und derselbe Stoff entgegengesetzte Wirkungen haben kann, je nachdem, ob er in hoher oder niedriger Dosierung eingenommen wird: Während beispielsweise eine oder mehrere Tassen Kaffee anregend wirken und – bei den meisten Menschen zumindest – den Schlaf beeinträchtigen, ist die homöopathische Arznei Coffea ein Mittel gegen Schlaflosigkeit. Ein anderes Beispiel: Wer schon einmal eine Zwiebel geschält und zerschnitten hat, kennt die leidige Wirkung der Inhaltsstoffe: akuter Fließschnupfen und tränende Augen. Die homöopathische Aufbereitung aus der Zwiebel (Alium) hingegen kann bei Patienten mit Schnupfen erfolgreich zum Einsatz gebracht werden.

Diese sogenannte Ähnlichkeitsregel umschrieb Samuel Hahnemann, der Begründer der Homöopathie, mit den Worten: »Um sanft, schnell, gewiß und dauerhaft zu heilen, wähle eine Arznei, die ein ähnliches Leiden erregen kann wie sie heilen soll.«

Samuel Hahnemann, der Begründer der Homöopathie, war ein Gegner der Schulmedizin seiner Zeit. Er suchte nach wirksamen und zugleich schonenden Verfahren, um seinen Patienten zu helfen

Samuel Hahnemann wurde 1755 als Sohn eines Porzellanmalers in Meißen geboren. Er studierte Medizin in Leipzig, Wien und Erlangen und ließ sich mit seiner ständig größer werdenden Familie erst in Torgau (1805–1811), dann in Leipzig (1811–1821) und in Köthen (1821–1835) nieder. Seine letzten Lebensjahre – von 1835 bis 1843 – verbrachte er in Paris. Hahnemann war ein erbitterter Gegner der zu seiner Zeit gebräuchlichen Methoden in der Medizin: »Aderlassen, Temperiermittel, laue Bäder, verdünnende Getränke, ermattende Diät, Blutreinigungen und ewige Laxanzen sind der Zirkel, worin sich der Mittelschlag der deutschen Ärzte unablässig herumdreht«, so Hahnemann. Aus diesem Grund versuchte er eine neue Heilmethode beziehungsweise Arzneimittel zu entwickeln, die den Patienten helfen, ohne sie mit schweren Nebenwirkungen zu belasten. Obgleich die Homöopathie von jeher sehr kontrovers diskutiert wurde, erfreut sie sich heute einer großen Beliebtheit in weiten Kreisen der Bevölkerung und auch der Ärzteschaft.

Voraussetzung für die Anwendung homöopathischer Arzneimittel ist die genaue Kenntnis ihrer Wirkungen beim gesunden Menschen. Hahnemann führte aus diesem Grund umfangreiche und systematische Arzneimittelprüfungen an sich selbst und an freiwilligen gesunden Versuchspersonen durch. Die wohl bekannteste Arzneimittelprüfung ist der Chinarindenversuch. 1790 übersetzte Hahnemann die Arzneimittellehre des gerade verstorbenen Edinburgher Professors William Cullan. Dieser schrieb darin, daß die bekanntermaßen heilende Wirkung der Chinarinde bei Malaria auf ihre magenstärkenden Bitterstoffe zurückzuführen sei. Diese Annahme hielt Hahnemann für falsch und beschloß, im Selbstversuch die Wirkung von Chinarinde genauer zu erforschen. Er nahm mehrere Tage lang zweimal täglich ca. 15 Gramm Chinarinde zu sich und beobachtete in der Folge einige Symptome, die ihn an einen früher erlittenen Wechselfieberanfall erinnerten. Und er schloß daraus, daß dieser Wirkstoff bei Malaria »vorzüglich durch eine Erregung eines eigenen kurzdauernden Fiebers« wirkt und nicht durch die angebliche Magenstärkung. Weitere Arzneimittelprüfungen folgten und bestärkten Hahnemann in der Überzeugung, daß ein Präparat, das am Gesunden bestimmte Krankheitssymptome hervorrufen kann, am Kranken mit ähnlichen oder gleichen Beschwerden als Heilmittel wirksam ist. Die besonderen Eigenschaften eines Wirkstoffs, die sich während der Arzneimittelprüfung zeigen, werden in einem sogenannten Arzneimittelbild zusammengefaßt.

Erst später entdeckte Hahnemann ein weiteres Prinzip, das als »Potenzierung« in die Medizingeschichte eingegangen ist. Ein Arzneimittel wird potenziert, indem der Ausgangswirkstoff – die sogenannte Urtinktur – in bestimmten Verhältnissen stufenweise mit einem Lösungsmittel, zum Beispiel ein Alkohol-Wasser-Gemisch, verdünnt wird: Ein Teil Urtinktur plus neun Teile Lösungsmittel ergibt die erste Dezimal-Potenz, kurz D1 genannt. Wiederum ein Teil aus dieser Mischung plus neun Teile Lösungsmittel ergibt die D2 und so fort. Entscheidend ist, daß die Lösungen oder das Pulver nicht einfach vermischt, sondern sorgfältig verschüttelt oder verrieben werden. Hahnemann nannte diesen Vorgang auch Dynamisierung, da sich nach seiner Vorstellung die verborgenen dynamischen Kräfte des Wirkstoffs auf diese Weise erst richtig entfalten. Oder anders ausgedrückt: Die »Dynamis«, die geistartige Lebenskraft, die von dem homöopathischen Wirkstoff auf den Patienten übergeht und die um so stärker ist, je höher die Arznei potenziert wurde.

Die Homöopathie hat in den vergangenen zweihundert Jahren eine weltweite Verbreitung erfahren. Viele Ärzte in Deutschland, Amerika, Indien und in anderen Ländern setzten Homöopathika regelmäßig und mit Erfolg ein

Auch die homöopathische Heilkunde nutzt die Wirkungsqualitäten von *Hypericum perforatum L.* Sie nennt das Johanniskraut »das Arnika der Nerven«, denn es wird in dieser Fachrichtung der Medizin in erster Linie bei Verletzungen des Nervensystems nach Unfällen oder operativen Eingriffen eingesetzt. Weitere Anwendungsgebiete sind Hautverletzungen, Verstimmungszustände, Gehirngefäßverkalkung, Asthma, depressive Zustände und Übelkeit nach Gehirnerschütterung.

Das Arzneimittelbild von Hypericum beinhaltet als Leitsymptome: Blutandrang zum Kopf mit Reizung der Gehirnnerven, Nervenschmerzen nach Verletzungen und Operationen, große Schmerzhaftigkeit der verletzten Organe.
Demzufolge wird Johanniskraut in der Homöopathie in erster Linie bei Verletzungen, insbesondere bei Verletzungen, bei denen auch ein Nerv betroffen ist, in niederen bis mittleren Potenzen eingesetzt.

Im Handel erhältlich sind die konzentrierten, kirschroten Urtinkturen, flüssige Verdünnungen zum Einnehmen und zur Injektion, Streukügelchen, Verreibungen, Tabletten und Salben. Die gebräuchlichsten Potenzen sind die Verdünnungen D2, D3, D4, D6 und bei Ampullen D4 und D6. Bei akuten Krankheitszuständen werden alle halbe bis ganze Stunde je fünf Tropfen, eine Tablette, zehn Streukügelchen oder eine Messerspitze Verreibung eingenommen. Als Injektion sollten bis zu dreimal täglich ein bis zwei Milliliter Lösung verabreicht werden.
Bei chronischen Verlaufsformen hat sich die ein- bis dreimal tägliche Anwendung von fünf Tropfen, einer Tablette, zehn Streukügelchen oder einer Messerspitze Verreibung bewährt. Ein bis zwei Milliliter Injektionslösung werden bei langwierigen Erkrankungen einmal täglich appliziert. Salben sind generell ein- bis zweimal pro Tag aufzutragen.
Bei Einnahme der Urtinktur oder der ersten Dezimalverdünnung (Hypericum D1) kann in seltenen Fällen Photosensibilisierung auftreten. Wie bei allen homöopathischen Arzneimitteln kann es zu Beginn der Einnahme zur sogenannten Erstverschlimmerung kommen, die ein Zeichen für die einsetzende Wirkung des Präparats ist und nach kurzer Zeit wieder abklingt.
Homöopathische Zubereitungen von Johanniskraut sind als Mono- und Kombinationspräparate im Handel erhältlich.
Die verschiedenen Zubereitungen und die Fertigarzneimittel aus *Hy-*

pericum perforatum L. sind in der Apotheke erhältlich. Falls Sie Johanniskraut nicht von Ihrem Arzt verordnet bekommen, lassen Sie sich von Ihrem Apotheker beraten, welches Präparat für Sie am besten geeignet ist.

Auch in der anthroposophischen Medizin hat die Arznei einen anderen Stellenwert als vergleichsweise in der Phytotherapie. Die anthroposophische Medizin ist eine relativ junge medizinische Richtung. Sie wurde erst in den zwanziger Jahren dieses Jahrhunderts von Rudolf Steiner (1861-1925) begründet und stellt den Menschen als geistiges Wesen in den Mittelpunkt ihrer Betrachtungen. Es würde zu weit führen, hier auf alle Einzelheiten der anthroposophischen Philosophie einzugehen, nur soviel: Bei der Beurteilung von Gesundheit, Krankheit und Heilung stützt sich die anthroposophische Medizin nicht nur auf die physischen Gesetzmäßigkeiten des Körpers, sondern berücksichtigt darüber hinaus die Gesetzmäßigkeiten des Lebens, der Seele und des Geistes in ihren gegenseitigen Abhängigkeiten. Die Anthroposophie unterscheidet dabei nicht nur zwei Wesensglieder des Menschen – Körper und Geist – beziehungsweise drei – Körper, Seele und Geist –, sondern vier: physischer Leib, Lebensorganisation, seelische Empfindungsorganisation und geistige Ich-Organisation. Aus der Sicht der anthroposophischen Medizin ist sodann eine körperliche Veränderung, zum Beispiel eine Erkrankung, immer auch Ausdruck der Seele und des Geistes. Mit anderen Worten, jeder Mensch ist ein einzigartiger, komplexer Mikrokosmos, eingefügt in einen nicht minder komplexen Makrokosmos – die Welt, in der wir leben. Dementsprechend kann auch die Anwendung von Arzneimitteln nur im Zusammenhang aller wirkenden Kräfte verstanden werden.

Der Mensch ist eingebunden in ein komplexes Gefüge. Schon kleine Störungen können große Wirkung haben

In der anthroposophischen Medizin kann Johanniskraut als Heilpflanze, aber auch in homöopathischen Verdünnungen eingesetzt werden. Als Indikationen stehen die depressiven Verstimmungen, die Kränkung der Seele durch den belebten Leib sowie die nervösen Unruhezustände und Schlafstörungen im Vordergrund.

Die viele tausend Jahre alte Beziehung zwischen der Menschheit und dem Johanniskraut verdeutlicht die besonderen Eigenschaften dieser Pflanze. Alle Rituale und magischen Verwendungen, die uns heute

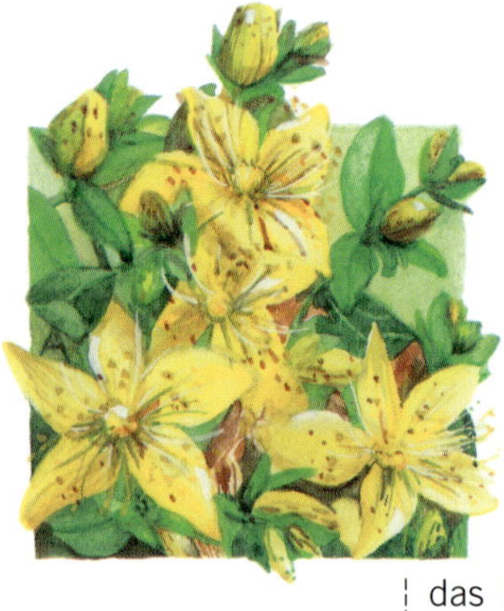

noch bekannt sind, beziehen sich auf die Sonnenkraft und die dämonenabwehrende Macht der Pflanze. Auch die volksmedizinische Verwendung des Johanniskrauts hat Jahrhunderte überdauert und kann nun Schritt für Schritt wissenschaftlich belegt werden. Seine nachweisbar antidepressiven Eigenschaften, die im übertragenen Sinn »Licht in dunkle Seelen bringen« und »böse Geister vertreiben«, sind ein anschaulicher Beweis dafür, daß Mystik und moderne Wissenschaft in keinem Widerspruch stehen müssen.

In der Volksheilkunde findet Johanniskraut seit alters her bei zahlreichen Erkrankungen seine Anwendung (siehe auch das Kapitel: »Die Geschichte einer Pflanze – eine Pflanze macht Geschichte«, Seite 8). Das Öl hilft äußerlich nicht nur bei frischen Verletzungen, es kann auch bei Sonnenbrand, Ausschlägen, Geschwüren und Psoriasis (Schuppenflechte) auf die Haut aufgetragen werden. Und innerlich: Bei Halsentzündungen und Angina sollte Johannisöl abends vor dem Schlafengehen als Mundspülung verwendet werden. Auch bei Magenbeschwerden und Durchfallerkrankungen wirkt ein Löffel nicht selten Wunder. Wer unter Blähungen leidet, sollte ein heißes Bad nehmen und anschließend Ober- und Unterbauch mit dem roten Öl einreiben. Das hat sich ganz besonders bei Säuglingen und Kleinkindern bewährt, die häufig unter Bauchschmerzen leiden und deshalb nicht einschlafen können. Johannisöl kann natürlich auch in das Badewasser gegeben werden. Ein entsprechendes Johanniskrautbad eignet sich besonders bei Ischiasschmerzen oder Einschlafstörungen. Johanniskraut, als Öl oder Tee verabreicht, wirkt bei Leber- und Gallenbeschwerden, aber auch bei Gicht kann dieses Heilkraut mit Erfolg eingesetzt werden. Johanniskrauttee ist in der Volksheilkunde überhaupt ein sehr beliebtes Getränk. Er beruhigt nicht nur die Nerven, sondern stärkt den gesamten Organismus. Auch die aufhellende, antidepressive Wirkung von Johanniskraut, auf die wir bereits im Kapitel »Depressive Verstimmungen«, Seite 52 ausführlich eingegangen sind, ist in der Volksheilkunde seit langem bekannt. So wird Johanniskrauttee vor allem im Winter empfohlen gegen Alpträume, Schlafstörungen, bei

Depressionen und Angstzuständen. Mit einem Wort: Johanniskraut entspannt Körper und Geist, ohne schläfrig zu machen – eine Eigenschaft, die gerade in unserer hektischen und unruhigen Zeit sehr gefragt ist.

Wann Johanniskraut nicht eingesetzt werden sollte

Aufgrund der guten Wirksamkeit und des geringen Nebenwirkungsprofils kann Johanniskraut bei zahlreichen Erkrankungen sowohl innerlich als auch äußerlich eingesetzt werden. Für seine Anwendung bei depressiven Verstimmungen gilt: Der Einsatz von Johanniskraut gegenüber synthetischen Antidepressiva ist um so vorteilhafter, je leichter die Depression ausgeprägt ist.
Wie bei allen wirksamen Arzneimitteln gibt es jedoch auch bei diesem Medikament Umstände, unter denen von einer Behandlung mit *Hypericum perforatum L.* abzuraten ist.

Bei schweren und lang anhaltenden Depressionen sollte immer ein Arzt aufgesucht werden

Erkrankungen ...

Dazu gehören in erster Linie die schweren Depressionen. Johanniskraut ist für die Behandlung dieser Krankheitsbilder noch nicht ausreichend untersucht und daher noch nicht zugelassen. In jüngster Zeit wurde zwar über befriedigende Behandlungsergebnisse bei schweren Depressionen mit extrem hohen Dosierungen (1800 Milligramm Gesamtextrakt pro Tag) berichtet, diese Untersuchungen fanden jedoch unter ärztlicher Aufsicht statt und sind für die Selbstmedikation keinesfalls zu empfehlen. Bei schweren Depressionen ist eine ärztliche Behandlung unbedingt erforderlich. Je nach Krankheitsbild wird der Mediziner hier momentan noch schulmedizinische Therapiemaßnahmen einsetzen.
Wenn bekannt ist, daß frühere depressive Episoden einen ernsten Verlauf genommen haben, sollte ebenfalls gleich zu Beginn der Beschwerden ein synthetisches Antidepressivum eingenommen werden. Liegen bei Patienten mit leichten bis mittelschweren Depressionen Hinweise für Selbstmordabsichten vor, dürfen Zubereitungen aus Johanniskraut ebenfalls nicht eingesetzt werden. Bei suizidgefährdeten

Patienten ist immer eine ärztliche und unter Umständen auch stationäre Behandlung notwendig.
Ist nach vier- bis sechswöchiger Behandlung leichter Depressionen mit einem ausreichend hoch dosierten Johanniskrautpräparat (900 Milligramm Gesamtextrakt pro Tag) keine Besserung eingetreten, sollte die Behandlung mit einem bewährten synthetischen Antidepressivum unter ärztlicher Aufsicht fortgesetzt werden. Das Hypericumpräparat wird dann zunächst weiter eingenommen. Zusätzlich beginnt der Patient mit der Einnahme eines synthetischen Antidepressivums, dessen Dosierung üblicherweise langsam gesteigert wird. Ist die Enddosis erreicht, kann die Einnahme des Johanniskrautpräparats langsam reduziert und schließlich ganz abgesetzt werden. Würde das Hypericumpräparat abrupt weggelassen und mit der Anwendung des synthetischen Medikaments langsam begonnen, hätte der Patient gar keinen antidepressiven Schutz mehr, und die Depressionen könnten sich verstärken.

... und andere Umstände

Trotz der im Reagenzglas beobachteten erbgutverändernden Eigenschaften des Flavonoids Quercetin, das im Johanniskraut in Spuren enthalten ist, sieht das Bundesinstitut für Arzneimittel und Medizinprodukte (BfArM) kein erkennbares Risiko in der Weiterverwendung von Johanniskraut während einer Schwangerschaft. Das für die Zulassung und Nutzen-Risiko-Abwägung von Arzneimitteln zuständige Institut begründet seine Aussage damit, daß in der Nahrung viel mehr Quercetin enthalten ist als im Johanniskraut, so daß mit einer schädigenden Wirkung der Hypericumpräparate nicht zu rechnen sei. Es fordert lediglich eine strengere Indikationsstellung für die Anwendung von *Hypericum perforatum L.*, daher sollte Johanniskraut in der Schwangerschaft nur nach ärztlicher Verordnung eingenommen werden.
Bisher ist in der Literatur noch kein Fall einer Schädigung des ungeborenen Kindes durch Johanniskraut beschrieben worden.
Die Hersteller der hochdosierten Johanniskrautextraktpräparate (zum Beispiel Helarium®, Hypericum, Felis® oder Jarsin®) raten von der Anwendung in der Schwangerschaft und Stillzeit nicht ab, weisen jedoch

aus rechtlichen Gründen darauf hin, daß keine ausreichenden Erfahrungen mit der Anwendung von Hypericumextrakten bei werdenden und stillenden Müttern vorliegen.
Die Standardzulassung des Johanniskrauts, ein Gesetzestext, der die Herstellung und Qualitätssicherung der Teedroge *Hyperici herba* regelt, rät von der Anwendung des Johanniskrauts bei bekannter Photosensibilität ab.
Theoretisch denkbar wäre auch eine Verstärkung der photosensibilisierenden Eigenschaften anderer Arzneimittel, zum Beispiel des Antibiotikums Doxycyclin. Daher ist bei gleichzeitiger Einnahme zweier photosensibilisierender Substanzen besondere Vorsicht in bezug auf Sonneneinstrahlung geboten.
Trotz der ausgezeichneten Wirksamkeit des Johannisöls bei Sonnenbrand, darf es nicht vor dem Sonnenbad aufgetragen werden, da es unter Einwirkung von UV-Strahlen Verbrennungen mit schlecht heilenden Wunden auslösen kann.
Alkoholabhängige Patienten, auch »trockene« Alkoholiker, dürfen auf keinen Fall Johanniskraut in Form alkoholischer Extrakte einnehmen.

Register

A
Absicht, suizidale 45
siehe auch Selbstmordabsichten/-gefahr
Abwehrsystem *siehe* Immunsystem
ACTH *siehe* Hypophysenhormon ACTH
Adrenalin 48
siehe auch Noradrenalin
Aggressionen 63
Agoraphobie 49
AIDS 66–71
AIDS-Patienten 45
Alkohol 58, 64
Alkoholentwöhnung 64 f.
Alkoholerkrankung
– Anzeichen, erste 65
Alkoholiker, »trockene« 91
Alpträume 88
Altersdepressionen 76
Anbau 22 f.
Angina 88
»Angstkreis« 50
Angststörungen 49
Angst(zustände) 25, 44, 46–52, 58, 63, 76, 88
– Begriffsdifferenzierung 48 f.
Anthroposophie 83–89
Antibiotikum 91
Antidepressiva 28, 51, 55, 62 f.
–,synthetische 35, 40, 73, 89
Antike 8–10
Antipsychotika *siehe* Neuroleptika
Anwendungsgebiete 46–75, 71–75
Appetitlosigkeit 43
Appetitsteigerung 45
Arachnophobie 49
Arzneimittel, pflanzliche
– Indikationsbereiche, anerkannte 6
Asthma 85
Atemnot 50
Atemtraining 51
Aufrechtes Johanniskraut *(Hypericum erectum)* 21
Aufzucht 24
Aussaat 24
Ausschläge 88

B
Barbiturate 59
Befindlichkeitsstörungen 78
Behaartes Johanniskraut *(Hypericum hirsutum L.)* 21
Benzodiazepine 51, 64 f.
Bergjohanniskraut *(Hypericum montanum L.)* 21
Berufstätigkeit 45
Bettnässen 76
BfArM *siehe* Bundesinstitut für Arzneimittel und Medizinprodukte
Bingen, Hildegard von 12
Biofeedback 59
Blähungen 88
Blasen, sonnenbrandähnliche 44
Blasenbildung 45
Blutdruck 48, 63
Blütenfarbstoffe 33
Blutergüsse 72
Bock, Hieronymus 12
Botanik 16–26
Brandwunden 80
Brunfels, Otto 12
Brust, Schmerzen in der 52
Bundesinstitut für Arzneimittel und Medizinprodukte (BfArM) 90

C
Catecholamin-O-Methyl-Transferase (COMT) 34
COMT 38 *siehe auch* Cateacholamin-O-Methyl-Transferase
Contrafyt Kreuterbuch 12
Corticotropin-Releasing-Hormon (CRH) 40 f.
Cortisol 39
CRH *siehe* Corticotropin-Releasing-Hormon

D
Darreichungsformen 76–83
Denkstörungen 63
Depression(en) 28, 36, 40 f., 46, 48, 52 f., 60, 66, 88
siehe auch Verstimmung (szustände), depressive
–,Behandlung 27, 54
– Formen 53–56
–,mittelschwere 26
–,neurotische 54
–,reaktive 53 f.
–,schwere 89
Depressionserkennung
– Fragebogen 56
Dioskurides 8, 10
Dopamin 37, 41

Doppelgänger 20 f.
Durchfall 74 f.
Dynamisierung *siehe* »Potenzierung«

E
EEG (Elektroencephalogramm) 58
Einschlafstörungen 52, 78, 88
EKG (Elektrokardiogramm) 58, 63
Entgiftung 65
Entspannungstechniken 51, 59
Erbrechen 50, 62
Erkenntnisse, neue wissenschaftliche 27–45
Ernährung, falsche 70
Erregung(szustände), nervliche 25, 44
Exorzismus *siehe* Teufelsaustreibungen

F
Fahrtüchtigkeit 45, 56
Faktoren, Schlaf störende 58 ff.
Felder, elektromagnetische 59
Felis® 45, 90
Fertigarzneimittel 81
Flavonoide 14, 31, 51, 70, 74, 79, 90
Fließschnupfen 84
Föhn 60
Friend-leukemia-virus 69
Furcht
– Begriffsdifferenzierung 48 f.
Furunkel 71, 79

G
Gallenbeschwerden 88
Geflecktes Johanniskraut *(Hypericum maculatum Crantz)* 20
Geflügeltes Johanniskraut *(Hypericum tetrapterum Fries)* 21
Gegenanzeige 89 ff.
Gehirnerschütterung, Übelkeit nach 85
Gehirngefäßverkalkung 85
Geist 50, 87, 89
Gerbstoffe 32, 74
Germanen 10 f.
Geschichte 8–15
Geschwüre 88
Gesprächstherapie 54, 65
Gewinnung der Drogen 23
Gicht 88
Glykoside 31
Gruppentherapie 54
Gürtelrose 72 *siehe auch* Herpes zoster

H
Haarausfall 44
HAB *siehe* Homöopathisches Arzneibuch
Hahnemann, Samuel 84
Halsentzündungen 88
Hämorrhoiden 81
Hautblasen 71
Hauterkrankungen/-leiden 25, 71 f.
Hautjucken 43
Hautpickel, eitrige 72
Hautreinigung 79
Hautreizungen 44
Hautrötung 45
Hautverbrennungen, leichte 80
Hautverletzungen 85
Heilkräfte, antidepressive 11
Helarium® 45, 90
Herpes-labialis-Viren 68
Herpes-zoster-Viren 68
Herpes simplex 68
Herpes zoster (Gürtelrose) 67 f.
Herzinsuffizienz 74 f.
Herzklopfen 50
Herz-Kreislauf-System 78
Herzmuskel, Durchblutungsförderung 33
Herzrhythmusstörungen 50, 63
Hexenschuß 72
Hippokrates 8
Hirntumore 54 *siehe auch* Tumore
Historia Naturalis (Die Naturgeschichte) 8
Hitzewallungen 73
HIV-Virus 68 *siehe auch* AIDS
Hohenheim, Theophrastus Bombastus von *siehe* Paracelsus
Homöopathie 83–89
Homöopathisches Arzneibuch (HAB) 20
Hormontherapie 73
Husten 83
Hydrocortison 48
Hyperforin(e) 14, 31 f., 37, 80
Hypericaceae 16
Hyperici flos recens siehe Tüpfeljohanniskraut
Hyperici herba 19 ff., 28, 31, 76, 79, 91
Hypericin 14, 27–31, 35, 68, 72, 80, 82
Hypericum
– Arzneimittelbild 86
Hypericum perforatum L. 16, 18 ff., 23, 27, 30, 32 f., 38, 71, 74 f., 85 ff., 89 f.
– Blüten 30
Hypericumrot *siehe* Hypericin
Hypophysenhormon ACTH 48
Hypothyreose *siehe* Schilddrüsenunterfunktion

I
Immunschwächekrankheit *siehe* AIDS
Immunsystem 41, 66 f.
Indikationsbereiche, anerkannte
– Arzneimittel, pflanzliche 6
Inhaltsstoffe 28–33
Ischias 72, 88

J
Jarsin® 45, 90
Johannes der Täufer 12, 14
Johanniskrauttee 76–79
Johanniskrauttinktur 79 f.
Johannisöl *(Oleum Hyperici)* 25, 80 f.
Juckreiz 68

K
Karl der Große 15
Kauf 22 f.
Kerner, Justinus 13 f.
Klaustrophobie 49
Konzentrationsstörungen 60
Kopfschmerzen 52, 60, 62
Körper 50, 87, 89
–, Angst befällt 49–51
Kräfte, magische 14 f.
Krankheitserreger 66 f.
Krebs 66–71

L
Leberbeschwerden/-erkrankungen 54, 80, 88
Lichtempfindlichkeit 74
Lichttherapie 54
Linné, Carl von 18
Luft, Reinheit der 61

M
Magen-Darm-Beschwerden 52, 55 f., 80
Magengegend, Druckgefühl 43
Magenschleimhautentzündung(en) 72, 83
Magenschmerzen 50
MAO 38 *siehe auch* Monoaminoxidase
Medikamente 70
Meditation 59
Medizin, anthroposophische 87 *siehe auch* Anthroposophie
Melatonin 39
Menstruationsbeschwerden 73
Migräne 73 f., 79
Mittelalter 11–14
Monoaminoxidase (MAO) 34 f.
Müdigkeit 40, 43, 45, 55
Mundschleimhautentzündungen 72
Mundtrockenheit 45, 63
Muskelentspannung, progressive 51
Muskelverspannungen 50
Muskelzerrungen 72
Mütter, stillende 91
Mythologie, christliche 14
Mythos 14 f.

N
Narbenschmerzen 72
Nebenniere 48
Nebenwirkungen 42–45
Nekrosen 45
Nervenschmerzen 68
Nervensystem (zentrales) 35, 39
Nervosität 76 f.
Neuralgien 72
Neuroleptika 27 f., 62 f.
Neurotransmitter 34
Niedergeschlagenheit 48, 52
Niederliegendes Johanniskraut *(Hypericum humifusum L.)* 21
Non-REM-Schlaf 57
Noradrenalin 34–37, 40, 48, 62 f.

O
Öle, ätherische 33, 71 f., 80
Oleum Hyperici 80
Ozon 61

P
Panik 49
Paracelsus 13
Patienten
–, alkoholabhängige 91
–, suizidgefährdete 89 f.
–, Wirkungen bei 39–42
Phenothiazinderivate 27
Phobien 49 *siehe auch* Angst(zustände)
Photosensibilisierung 43, 45
Phototoxizität 43 ff.
Physica 12
Phytotherapie 87
Pickel, eitrige 79
Plinius der Ältere 8
»Potenzierung« 85
Prellungen 72 f.
Probanden, Wirkungen bei 39–42
Prophylaxe 72
Pseudohypericin 30
Psoriasis 88
Psychoanalyse 54
Psychopharmaka 28, 55
– Entwöhnungstherapie 62 ff.
Psychotherapie 54
–, medikamentöse 27
Pulsbeschleunigung 44

Q
Quercetin 68, 72, 90
Quetschungen 72

R
»Radikalfänger« 70
Rapid-Eye-Movement-Schlaf 40, 57
Rauchen 70
Rauhes Johanniskraut *siehe* Behaartes Johanniskraut
Rauschdrogen 64
Regelblutungen 68
Reizüberflutung 78
REM-Schlaf *siehe* Rapid-Eye-Movement-Schlaf
Risiken 42–45

Risikofaktoren 70
Rücken, Schmerzen 50, 52

S
Sammeln 22 f.
Schädlingsbefall 24
Schadstoffe 70
Schilddrüsenunterfunktion 50
Schizophrenie 63
Schlafdefizite, vorübergehende 56
Schlafentzug 54
Schlafhygiene 59
Schlaflosigkeit 25, 44, 57, 83
Schlafprofil 40
Schlafrhythmus, natürlicher 58
Schlafrituale 59
Schlaf(s), Anatomie des 57 f.
Schlafstörungen 52, 56–60, 76, 79, 88
–,chronische 60
Schnupfen 84
Schockzustände 25
Schönes Johanniskraut *(Hypericum pulchrum L.)* 21
Schuppenflechte *siehe* Psoriasis
Schürfwunden 71
Schwangerschaft 90
Schweißausbrüche 50, 73
Schwermetalle 61
Schwindel(gefühl) 43, 50, 55, 60, 62, 74
Seele 50, 87
–,Angst befällt 49–51
Seherin von Prevorst 13
Sehstörungen 55, 74
Selbstmordabsichten/-gefahr 53, 89
Selen 70
Serotonin (»Glückshormon«) 35 ff., 51, 62, 63
Sinnestäuschungen 63
Sklerose, multiple 54
Sonnenbrand 80, 88, 91
Sonnen(ein)strahlung 61, 68, 91
Sonnenexposition 44
Sorgen 58
Sportverletzungen 72 f.
Spurenelemente 70
St. Columban 11, 15
Standorte 22
Steiner, Rudolf 87
Stichverletzungen 71
Stillzeit 90
Stimmungsschwangkungen, tageszeitliche 79
Störungen, funktionelle 61
Strahlen, elektromagnetische 70
Streß 66, 78
Studien, klinische
– Ergebnisse 42
Suchtgefahr, große 64
Sympathikus 48

T
Tagesdosierung 82
Tagesdosis, empfohlene 41
Teufel 15
Teufelsaustreibungen 13
Tierexperimente 38 f.
Toxizität 43
Training, autogenes 51
Tranquilizer 55, 62, 64
Trauer 52, 58, 66
Tumore 70
Tüpfeljohanniskraut *(Hyperici perforatum L.)* 18 ff., 23, 28, 31
– Blütezeit 19
– Früchte 30

U
Übelkeit 50, 62, 85
–,leichte 42
Über die Heilmittel (De materica medica) 10
Überarbeitung 78
Unruhe(zustände), innere (nervöse) 25, 43, 45, 60, 63
Unwetter 15

V
Valium 64
Varicella-zoster-Virus 67
Verbrennungen 72
Verdunstungskälte 61
Verrenkungen 72
Verspannungen 52
Verstauchungen 72
Verstimmung(szustände), depressive 24 f., 52–56, 79, 81 f., 85
Verstopfung 45, 56, 63
Vitamine 70
Volksheilkunde 83–89
Von den natürlichen Dingen 13
Vorkommen, Standorte 22

W
Wahnerleben/-vorstellungen 63
Wasserlassen, Beschwerden 63
Wechseljahrsbeschwerden 73 f.
Wetterfühligkeit 60 ff.
Windpocken 67, 72
Winterdepression(en) 52, 76
Wirkkomplex, thermischer 61
Wirkung
–,antidepressive 88
–,magische 12
Wirkungsmechanismen 34–42

Y
Yoga 59

Z
Zahnfleischentzündungen 72
Zirbeldrüse 39
Zubereitungen, spezielle 24 ff.
Zwangsjacke«, »chemische 63
Zwecke, psychotherapeutische 13
Zwischenhirn 48

Die Autoren

Prof. Dr. Martin Hörning ist Arzt und Professor für Sozialmedizin einschließlich Psychopathologie. Seit Jahren gilt sein Interesse u.a. den klassischen Naturheilverfahren. Er ist Mitglied im Zentralverband der Ärzte für Naturheilverfahren und in der Gesellschaft für Phytotherapie.
Jens-Meyer-Wegener ist Biologe und Wissenschaftsjournalist. Er war freier Mitarbeiter für verschiedene Fachzeitschriften und ist jetzt Leitender Redakteur der »Ärztezeitschrift für Naturheilverfahren«.

Bildnachweis
Archiv für Kunst und Geschichte/Lessing 13
Deller-Leppert 74
IFA-Bilderteam/Diaf 63
JUMP 60
Manfred Kage 66
Mosaik Verlag/Piepenstock 70
Reinhard-Tierfoto 2 oben, 3 unten, 5, 9, 17, 21, 29, 32, 77, 83
ZEFA/Heilmann 53
ZEFA/Keller 3 oben, 47, 56
ZEFA/Ohligschläger 37
ZEFA/Rossi 2 unten, 42

Zeichnungen
Ada Forster 25, 79, 88

Redaktion: Ulrike Erbertseder
Textbearbeitung: Irmgard Perkounigg
Umschlagkonzeption: Design Team, München
Umschlagfoto: Lavendel-Foto/Gerhard Höfer

Der Mosaik Verlag ist ein Unternehmen
der Verlagsgruppe Bertelsmann

Satz: Alinea GmbH, München
Druck: Alcione, Trento
Bindung: Ecoprint, Lavis – Trento
Printed in Italy
ISBN 3-576-11119-0